MÉDECINE GÉNÉRALISÉE,

OU

PRATIQUE DE LA MÉDECINE

MISE THÉORIQUEMENT A LA PORTÉE DE TOUT LE MONDE,

PAR

F. A. BEAUQUIN,

(BACHELIER ÈS-LETTRES, BACHELIER ÈS-SCIENCES PHYSIQUES;)

EX-ÉLÈVE EN PHARMACIE;

Docteur en médecine;

MÉDECIN AUXILIAIRE CHARGÉ DU SERVICE DE SANTÉ
DES TROUPES FORMANT LA GARNISON DE
PONTARLIER ET DU FORT DE JOUX,
MÉDECIN CANTONAL.

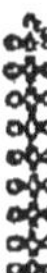

> Miseris succurrere disco.
>
> VIRGILIUS.

Infortuné mortel, partageant d'amers pleurs,
De l'honnête indigent je calme les douleurs.
Dᵣ. BEAUQUIN.

PONTARLIER,

1854.

MÉDECINE GÉNÉRALISÉE,

OU

PRATIQUE DE LA MÉDECINE.

MÉDECINE GÉNÉRALISÉE,

OU

PRATIQUE DE LA MÉDECINE

MISE THÉORIQUEMENT A LA PORTÉE DE TOUT LE MONDE,

PAR

F. A. BEAUQUIN,

(BACHELIER ÈS-LETTRES, BACHELIER ÈS-SCIENCES PHYSIQUES) ;

EX-ÉLÈVE EN PHARMACIE ;

Docteur en médecine ;

MÉDECIN AUXILIAIRE CHARGÉ DU SERVICE DE SANTÉ
DES TROUPES FORMANT LA GARNISON DE
PONTARLIER ET DU FORT DE JOUX,
MÉDECIN CANTONAL.

Miseris succurrere disco.

VIRGILIUS.

Infortuné mortel, partageant d'amers pleurs,
De l'honnéte indigent je calme les douleurs.

Dr BEAUQUIN.

PONTARLIER,

1854.

PONTARLIER, IMPRIMERIE DE SOPHIE FAIVRE.

— L'on vient trop tard depuis plus de sept mille ans qu'il y a des hommes, et qui pensent . . . . L'on ne fait que glaner après les anciens et les habiles d'entre les modernes.

Il faut chercher seulement à penser et à parler juste, sans vouloir amener les autres à notre goût et à nos sentiments : c'est une trop grande entreprise.

J. de La BRUYÈRE.

A MONSIEUR

DELAU,

CONSEILLER DE PRÉFECTURE,

A

BESANÇON.

Antè leves ergò pascentur in æthere cervi,
Et freta destituent nudos in littore pisces;
Antè, pererratis amborum finibus, exul
Aut Ararim Parthus bibet, aut Germania Tigrim,
Quàm nostro illius labatur pectore vultus.

      Virg. Egl. 1, v. 60.

Le cerf léger paîtra dans les plaines de l'air;
Le dauphin périra délaissé par la mer;
On verra tristement, au sein d'une autre zône,
L'Anglais boire le Tigre, et le Chinois la Saône;
Et moi-même exilé, sur nos civils malheurs,
Sous le toit étranger répandrai d'amers pleurs;
Avant que, jeune encor, progressant d'âge en âge,
D'un digne bienfaiteur j'ose oublier l'image.....

      Dr Beauquin.

A MONSIEUR
LE VICOMTE DE BONY,

CHEVALIER DE L'ORDRE DE PIE IX,

SOUS-PRÉFET

DE

PONTARLIER.

Grates persolvere dignas
Non opis est nostræ..................
....
Di tibi (si qua pios respectant numina, si quid
Usquàm justitiæ est) et mens sibi conscia recti
Præmia digna ferant..................
....
....
In freta dùm fluvii current, dùm montibus umbræ
Lustrabunt convexa, polus dùm sidera pascet,
Semper honos, nomenque tuum, laudesque manebunt,
Quæ me cumque vocant terræ............
Virg. Aeneis, lib. 1, v. 604.

Hélas ! faible mortel, je désire en ces vœux
Acquitter le tribut de tout cœur généreux.....
Ah ! si l'humble vertu, si l'égale justice
Attirent ici-bas un seul regard propice,
Qu'un dieu mystérieux, parlant dans votre cœur,
Vous réserve le don de l'intime bonheur.
Issu d'un père obscur, et privé de richesses,
Je ne veux qu'un burin pour graver mes promesses :
Tant qu'un fleuve français, en son cours sinueux,
Gagnera l'Océan aux flots majestueux,
Soit que l'astre du jour éclaire nos campagnes,
Soit que l'ombre parcourt la cime des montagnes ;
L'honneur de votre nom, l'éloge de mes vers,
Dès ce jour, vous suivront partout dans l'univers.
Dr Beauquin.

A MONSIEUR

BOUDRET,

CHEVALIER DE L'ORDRE DE ST. GRÉGOIRE-LE-GRAND,

LIEUTENANT DE GENDARMERIE

À

PONTARLIER.

Le premier, vous avez bien voulu me choisir, malgré mon jeune âge et ma faible expérience, pour être l'unique arbitre et le médecin traitant d'une lésion chirurgicale très grave. Grâce à la science et à un Dieu tutélaire, le succès a passé nos espérances! Depuis, vous n'avez point cessé, par des conseils prudents, d'affermir mes premiers pas dans la carrière médicale, carrière, hélas! si périlleuse; vous m'avez toujours protégé ouvertement contre une foule d'ennemis subtils, envieux et irascibles : — Daignez donc recevoir, comme un juste tribut de reconnaissance, les sincères remercîmens.

D'un ami dévoué,

Le Dr BEAUQUIN.

PREUVES

ANATOMO-PHYSIOLOGIQUES

DE L'EXISTENCE D'UN ÊTRE CRÉATEUR.

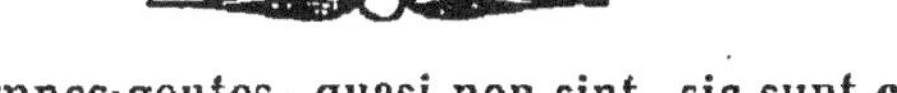

Omnes gentes, quasi non sint, sic sunt coràm eo.
ISAIA. CAP. XL, v. 17.

Et les faibles mortels, vains jouets du trépas,
Sont tous devant ses yeux comme s'ils n'étoient pas.
J. RACINE.

Le roi pour qui sont faits tant de biens précieux,
L'homme élève un front noble, et regarde les cieux.
Ce front, vaste théâtre où l'âme se déploie,
Est tantôt éclairé des rayons de la joie,
Tantôt enveloppé du chagrin ténébreux.
L'amitié tendre et vive y fait briller ses feux,
Qu'en vain veut imiter, dans son zèle perfide,
La trahison, que suit l'envie au teint livide.
Un mot y fait rougir la timide pudeur.
Le mépris y réside ainsi que la candeur.
Le modeste respect, l'imprudente colère,
La crainte et la pâleur, sa compagne ordinaire,
Qui dans tous les périls funestes à mes jours,
Plus prompte que ma voix, appelle du secours.
A me servir aussi cette voie empressée,

Loin de moi, quand je veux, va porter ma pensée;
Messagère de l'âme, interprète du cœur,
De la société je lui dois la douceur.
Quelle foule d'objets l'œil réunit ensemble!
Que de rayons épars ce cercle étroit rassemble!
Tout s'y peint tour à tour. Le mobile tableau
Frappe un nerf qui l'élève et le porte au cerveau.
D'innombrables filets, ciel! quel tissu fragile;
Cependant ma mémoire en a fait son asile,
Et tient dans un dépôt fidèle et précieux,
Tout ce que m'ont appris mes oreilles, mes yeux :
Elle y peut à toute heure et remettre, et reprendre;
M'y garder mes trésors, exacte à me les rendre.
Là ces esprits subtils, toujours prêts à partir,
Attendent le signal qui les doit avertir.
Mon âme les envoie; et, ministres dociles,
Je les sens répandus dans mes membres agiles :
A peine ai-je parlé qu'ils sont accourus tous.
Invisibles sujets, quel chemin prenez-vous?
Mais qui donne à mon sang cette ardeur salutaire?
Sans mon ordre il nourrit ma chaleur nécessaire.
D'un mouvement égal il agite mon cœur;
Dans ce centre fécond il forme sa liqueur :
Il vient me réchauffer par sa rapide course :

Plus tranquille et plus froid, il remonte à sa source,
Et, toujours s'épuisant, se ranime toujours.
Les portes des canaux destinés à son cours
Ouvrent à son entrée une libre carrière,
Prêtes, s'il reculoit, d'opposer leur barrière.
Ce sang pur s'est formé d'un grossier aliment,
Changement que doit suivre un nouveau changement;
Il s'épaissit en chair dans mes chairs qu'il arrose,
En ma propre substance il se métamorphose.
Est-ce moi qui préside au maintien de ces lois :
Et pour les établir ai-je donné ma voix?
Je les connois à peine. Une attentive adresse
Tous les jours m'en découvre et l'ordre et la sagesse.
De cet ordre secret reconnoissons l'auteur.
Fut-il jamais des lois sans un législateur?
Stupide impiété, quand pourras-tu comprendre
Que l'œil est fait pour voir, l'oreille pour entendre?
Ces oreilles, ces yeux, celui qui les a faits,
Est-il aveugle et sourd? Que d'ouvrages parfaits,
Que de riches présents t'annoncent sa puissance!

L. Racine.

Eh! qui peut sans effroi compter tous les ressorts
Dont l'ouvrier suprême organisa les corps!
Ces muscles, ces tendons, ces membranes ductiles,

De l'esprit qui les meut instruments si dociles ;
Ce vélin délicat qui recouvre leurs os,
L'art de leur action, celui de leur repos,
De leurs emboîtements les fortes ligatures,
Cette huile dont le suc assouplit leurs jointures ;
Ces tubes si nombreux l'un sur l'autre posés,
L'un à l'autre soumis, l'un à l'autre opposés ;
Le dédale des nerfs et le réseau des fibres :
La route des humeurs, leurs savants équilibres ;
Ces mobiles poumons, dont le jus toujours sûr,
Chassant l'air altéré, rapporte un air plus pur,
Ces pores si nombreux chargés par la nature
D'aspirer, d'exhaler, d'attirer et d'exclure ;
Le foie épurateur, dont le crible en passant
Se saisit de la bile et tamise le sang ,
Et ce foyer brûlant, avide de sa proie,
Qui reçoit l'aliment, le saisit et le broie,'
Les filets chatouilleux des houppes du palais ;
L'oreille, écho des sons ; l'œil, miroir des objets ;
Les nerfs si délicats dont le tissu compose
Ces sens voluptueux pour qui fleurit la rose ;
Le cœur surtout, le cœur, ce viscère puissant,
Le réservoir, la source et le ressort du sang ,
Qui, pour y retourner par des routes certaines,

De l'artère sans cesse emporté dans les veines ,
De détour en détour , de vaisseaux en vaisseaux,
De sa pourpre en courant épure les ruisseaux,
Rencontre dans son cours ces valvules légères,
Qui rouvrent tour à tour et ferment leurs barrières,
Une fois introduit tache en vain de sortir,
Au cœur qui l'envoya revient pour repartir;
Et reprenant sa marche incessamment suivie
Roule en cercle éternel le fleuve de la vie.

. . . .

Admirons et tremblons, de ces fils délicats
Un seul en se brisant peut donner le trépas!

L'abbé Delille.

Omnes homines artem medicam nosse oportet.

HIPPOCRATES.

Il faut que tout le monde connaisse l'art médical.

Dr BEAUQUIN.

AUX LECTEURS.

Qui studet optatam cursu contingere metam,
Multa tulit, fecitque puer; sudavit et alsit.

HORATIUS.

Pour arriver au but, il faut, depuis l'enfance,
S'armer d'un grand courage et de persévérance;
Il faut, toute la vie, au milieu des labeurs,
Essuyer la critique et verser bien des pleurs...

Dʳ BEAUQUIN.

Docile aux conseils de quelques personnes sensées, je me hasarde enfin, après dix années de labeurs et de veilles, à soumettre aux yeux de mes concitoyens un ouvrage qui, humanitairement parlant, offre un intérêt général, et qui, pour cette raison, commande une généreuse publicité. Sans songer à l'ineptie ridicule, ni à la haine impuissante de certains hommes vindicatifs, esclaves des antiques préjugés et ennemis jurés du moderne progrès, je viens, en ces lignes rapides et sans fard, réclamer simplement l'attention et l'indulgence des connaisseurs qu'une injuste prévention n'aveugle point. Uniquement guidé

2

par un pur civisme et par une noble émulation professionnelle et scientifique, je ferai tous mes efforts, et pour me montrer digne de la confiance publique, et pour mériter, après mûre réflexion, un jugement favorable. Si mes vœux s'accomplissent avant de descendre dans la tombe, je me croirai amplement rénuméré de mille tortures physiques et intellectuelles. Une fois sûr d'une juste faveur, je redoublerai d'ardeur pour mettre la dernière main à une œuvre qui tournera, je l'espère, au profit de tous les citoyens équitables et de tous les cœurs généreux.

Lecteurs bienveillants, agréez mes salutations respectueuses et l'expression franche d'une reconnaissance sincère.

F. A. BEAUQUIN,

Docteur en médecine de la faculté de Strasbourg.

Pontarlier, le 16 août 1854.

PATHOLOGIE

UNIVERSELLE.

1re DIVISION.

PATHOLOGIE INTERNE,

OU

MÉDECINE PROPREMENT DITE.

GÉNÉRALITÉS, DESCRIPTIONS, TRAITEMENS

DES

MALADIES INTERNES.

TERMES SCIENTIFIQUES ET VULGAIRES.

Termes scientifiques.	Noms analogues, et expressions populaires ou vulgaires.
GÉNÉRALITÉS.	Développemens abstraits, communs à toutes les maladies en général, à chaque famille et à chaque genre en particulier.
DÉFINITION.	Explication nette et précise de la nature et des propriétés d'une chose.
PATHOLOGIE.	Médecine. Description des souffrances et des maladies (Nosologie).
SANTÉ.	Bien-être, bonne constitution, bonne santé ; je me porte bien, etc.
MALADIE.	Gêne, embarras, dérangement, douleur, mal; (j'ai une douleur, j'ai mal là....)
NATURE, ESSENCE, CAUSE PROCHAINE DES MALADIES.	C'est, *naïvement*, un je ne sais quoi incompréhensible et indéfinisable. *Le plus clairvoyant n'y voit goutte!*

CLASSIFICATION. Ordre, arrangement, série des maladies.

NOMENCLATURE. Catalogue. Liste des noms ou collection des mots employés pour désigner les différentes maladies. Litanies médicales ! Kyrielle !!?

SYNONYMES. Noms qui signifient la même chose. Surnoms. Sobriquets.

ÉTYMOLOGIE. Décomposition, origine des mots ; source d'où ils dérivent.

ÉTIOLOGIE. Citation, exposition, description des causes des maladies.

PRODRÔMES. Phénomènes précurseurs. Préludes. Signes avant-coureurs des maladies. Frissons qui courent par tout le corps. Douleurs qui sillonnent tous les membres. Invasion et progrès.

SYMPTÔMES. Phénomènes morbides, changemens ou dérangemens survenus dans un ou plusieurs organes, dans un ou plusieurs liquides ou fluides, dans une ou plusieurs fonctions, dérangemens qui tombent sous un ou plusieurs des cinq sens: *vue, ouïe, odorat, goût, toucher*; et qui sont

	la suite d'une maladie, c'est-à-dire d'une lésion quelconque.
DIAGNOSTIC.	Connaissance, discernement, distinction, localisation, dénomination des maladies.
SIÉGE.	Point, lieu, endroit de l'organe qui est l'habitat, la demeure, la résidence de la maladie.
PRONOSTIC.	Conjecture de ce qui doit arriver. Prédiction. *Vulgairement* : devination (pour divination), c'est-à-dire réflexion ou travail intime de tout esprit scrutateur qui, songeant à tous les faits dont il a été instruit et les comparant à ceux dont il est le témoin oculaire, juge et prévoit plus ou moins lucidement ce qui adviendra dans un temps futur.
MARCHE.	Cours des maladies : invasion, développement, progrès, état stationnaire, déclin.
DURÉE.	Temps pendant lequel on est malade. Temps compris entre le début et la terminaison.
TERMINAISON.	Déclin. Cessation. Fin.

CONVALESCENCE.	Recouvrement ou retour de la santé.
RECHUTE.	Réapparition, retour, recrudescence de la maladie au milieu de la convalescence.
RÉCIDIVE.	Retour d'une maladie plus ou moins long-temps après guérison radicale.
COMPLICATIONS.	Existence simultanée de plusieurs maladies, c'est-à-dire que plusieurs maladies existent en même temps chez le même sujet.
TRAITEMENT.	Manière de faire, d'agir, de soigner, c'est-à-dire indication de la manière de soigner les malades et de leur administrer les remèdes conseillés, ordonnés, prescrits, etc.
SUITES.	Restes. Reliquats. Souvenirs.
NOTES.	Eclaircissemens.

GÉNÉRALITÉS.

Sous le titre de généralités, je vais exposer et expliquer brièvement les définitions des termes scientifiques qui précèdent, et les quelques considérations abstraites, générales, universelles, qui sont communes à toutes les maladies. Ces notions préliminaires sont indispensables à quiconque veut arriver sûrement à la connaissance profonde de chaque affection morbide.

Par DÉFINITION, on entend généralement l'exposition ou la description nette, précise, succincte de la nature, des propriétés et des principaux caractères d'une chose. —«La DÉFINITION, pour être bonne, doit présenter une idée tellement nette de la chose définie, qu'on puisse la reconnaître toutes les fois qu'elle se présente, et la distinguer de tout ce qui n'est pas elle. (M. Chomel.) » — Pour arriver promptement à la connaissance et à la description d'une maladie, il faut donc retenir seulement les phénomènes morbides ou symptômes qui lui sont particuliers, respectifs et exclusifs, c'est-à-dire, qui sont étrangers à toutes les autres affections morbides. Ces phénomènes spéciaux, une fois bien gravés dans la mémoire (grâce à une patiente étude!) et enfin observés, soit sur soi-même, soit au chevet des malades; ces phénomènes spéciaux, dis-je, frappant vivement les sens, formeront une image idéale qui produira, dans l'esprit de toute personne intelligente, une impression ineffaçable.

La PATHOLOGIE UNIVERSELLE est un traité qui renferme des notions, des considérations abstraites sur les maladies en général, et qui offre la description des maladies en particulier. De là une division utile à connaître, savoir : 1° La *pathologie générale*, qui renferme des généralités sur toutes les maladies, et 2° la *pathologie descriptive*, qui traite des maladies en particulier. A son tour cette dernière se subdivise (subdivision avantageuse pour la pratique) en *pathologie interne* (médecine interne), et en *pathologie externe* (médecine externe ou chirurgie).

La SANTÉ, dit-on, est cet état dans lequel toutes les fonctions s'exercent avec régularité et harmonie. Elle dépend, selon moi, de la composition normale des liquides animaux, de la structure régulière des organes et du parfait accord qui règne entre toutes les parties qui constituent le corps humain. On ne peut jouir de la plénitude de la vie et de la santé sans cerveau, sans cœur, sans poumons, en un mot, sans un autre organe quelconque. Avec tous les organes intacts, on peut même se porter bien sans intelligence et sans esprit... Combien, hélas! je connais de pédans qui, n'ayant de l'homme que l'instinct, la structure et la forme, jouissent d'une santé florissante !

La MALADIE est l'état opposé à la santé. Tout le monde le sait... Mais qu'est-ce donc que la maladie en général? Pour le savoir, il faut fouiller dans les écrits anciens et modernes, comparer maintes défi-nitions de ce mot, choisir la meilleure, ou bien en créer une nouvelle.. ?

ALCMÉON (¹)

PLATON (²),

Dit

Le désordre des forces.
La discorde des élémens.

(1) Alcméon de Crotone, philosophe pythagoricien, physicien et premier anatomiste. Il vivait vers l'an 510 avant Jésus-Christ.

(2) Célèbre philosophe grec, chef de l'école platonicienne, appelée encore *Académie*. Il fut disciple de Socrate, obtint à vingt-cinq ans la réputation d'un sage consommé, visita l'E-gypte, la Grande-Grèce, la Sicile; ouvrit une école à Athènes, et mourut en 348 avant J.-C. La beauté de sa morale lui a fait donner le surnom de *Divin*, côme la délicatesse et la pureté de son style lui ont fait donner celui d'*Abeille attique*. De tous les philosophes de l'antiquité, Platon est celui dont les doctrines

ASCLÉPIADÈS [3],	que	Le combat des corpuscules invisibles.
SYLVIUS [4],		La réaction des sels.
BROWN [5],		Un combat de l'incitabilité.
RITTER [6],		Une altération galvanique.
BAUMES,	la	Un changement dans la proportion du calorique, de l'oxygène, de l'hydrogène, de l'azote et du phosphore.
BROUSSAIS [7],		Un effet de l'irritation (*inflammation*).
SYDENHAM [8],	na-	Un combat d'extermina-

se rapprochent le plus des enseignements du christianisme. (Dict. Bescherelle.)

(3) Asclépiadès de Pruse, rhétoricien grec, contemporain de Cicéron et de Pompée. Il exerça long-temps la médecine à Rome (vers l'an 110 avant J.-C.).

(4) Médecin allemand, né en 1614 à Hanau (Hesse.).

(5) Médecin allemand.

(6) J.-G. Ritter, médecin allemand, né en 1776, mort en 1810.

(7) Né à St.-Malo en 1772; mort à Paris en 1838. Il fut long-temps médecin en chef du Val-de-Grâce.

(8) Médecin anglais, né en 1624.

M. LITTRÉ,	ladie	tion entre la nature et la cause morbifique. Une réaction de la vie, soit locale, soit générale, soit immédiate, soit médiate, contre un obstacle, un trouble, une lésion.
CELUI-CI,		Un trouble survenu dans les fonctions.
CELUI-LÀ,	est	Une altération survenue dans la structure du corps, etc.

Mais la NATURE, l'ESSENCE, la CAUSE PROCHAINE de la maladie en général est ignorée, ainsi que celle de chaque maladie en particulier. Pour donner une idée satisfaisante du terme maladie, définissons-le donc en recourant aux phénomènes sensibles. De nos jours, il est patent que, dans toute maladie, il y a :

1° Trouble d'une ou de plusieurs fonctions (*Physiologie pathologique*).

2° Altération d'un ou de plusieurs liquides ou fluides , } *Anatomie pathologique.*

D'un ou de plusieurs organes.

En conséquence, je crois pouvoir définir la maladie en disant que c'est tout à la fois un malaise, une douleur et un désordre fonctionnel plus ou moins grave, désordre qui résulte ou de l'arrêt, ou de l'altération, ou de la surabondance d'un liquide ou d'un fluide quelconque, ou de la lésion d'un organe, ou bien de toutes ces choses à la fois.

On entend par CLASSIFICATION en général, l'action de ranger par ordre diverses choses. En médecine, la *Nosologie* a pour but la réunion des maladies en plusieurs *groupes* ou *classes* que l'on subdivise en *familles*. Ces dernières renferment les *genres* qui comptent un plus ou moins grand nombre *d'espèces*.

Avant de donner le tableau synoptique de la division pratique et de la classification théorique que j'adopterai pour cet ouvrage, je vais faire connaître sommairement les classifications des auteurs les plus renommés.

CLASSIFICATEURS.		CLASSIFICATIONS.
Cullen (1) ne voulait que quatre classes, savoir :	les	Pyrexies (*fièvres*). Névroses (*attaques de nerfs*). Cachexies (*mauvaises constitutions*). Affections locales (*ulcères, plaies, etc.*).

(1) Né en 1712, dans le comté de Lanerk en Ecosse,

Sauvages (F. Boissier de) (¹) a laissé une classification régulière, dite *Nosologie méthodique*.

Elle comprend dix classes, savoir : les

Vices (*difformités*).
Fièvres (*échauffemens*).
Phlegmasies (*inflamma-tions*).
Spasmes (*crispations*).
Anhélations (*essouflemens*).
Débilités (*faiblesses*).
Douleurs (*souffrances, rhumatismes, etc.*).
Vésanies (*folies*).
Flux (*pertes.*).
Cachexies (*mauvaises constitutions*).

A la *Nosologie méthodique*, le célèbre suédois Linné (²) ajouta deux classes, savoir : les

Suppressions.
Critiques ou crises.

---

(1) Médecin célèbre, professeur royal de médecine et de botanique à l'université de Montpellier (né en 1706, mort en 1767).

(2) Médecin, naturaliste et botaniste immortel, l'égal des Tournefort et des Jussieu. Il était fils d'un curé de campagne. D'abord desservant, puis cordonnier, enfin étudiant en médecine, il fut, à l'âge de 41 ans, nommé premier professeur de botanique à l'université d'Upsal (Suède). Né en 1707, il mourut en 1778.

Macbride fit de même. Il décrivit les maladies internes sous quatre chefs :

Maladies
- Générales.
- Locales.
- Sexuelles.
- Puériles.

Enfin Pinel (1) décrivit toutes les maladies internes d'après une classification particulière qui est encore justement estimée. Elle comprend les :

- Fièvres.
- Phlegmasies.
- Hémorrhagies.
- Névroses.
- Affections organiques.

M. Tardieu, jeune professeur agrégé à la faculté de médecine de Paris, a émis une nouvelle classification. C'est, sans contredit, la plus complète, la plus régulière, la plus facile à retenir, en un mot, la plus admirable. Au point de vue pratique, d'après certaines vues théoriques, après quelques transpositions, quelques suppressions et une légère addition, c'est celle à laquelle je crois devoir donner la préférence pour la coordination de cet opuscule.

Elle renferme dix classes :
- Fièvres.
- Maladies pestilentielles.
- Phlegmasies.
- Hémorrhagies.
- Flux.
- Hydropisies.
- Névroses.
- Maladies constitutionnelles.
- Maladies organiques.
- Maladies accidentelles.

---

(1) Né en 1745, à St.-André d'Alaysac, village près de Castres (Tarn); mort à Paris en 1826.

Naturellement guidé, dès mes jeunes années, par le feu sacré de l'indépendance rationnelle, et par l'amour de la science du vrai, je dirai ouvertement que l'étude approfondie de toutes les nosographies précédentes m'a conduit à adopter enfin, pour rendre l'étude de la médecine plus facile et abordable à l'esprit le plus vulgaire, une division pratique qui, dans tout ouvrage destiné à l'usage public, doit accompagner la classification théorique. L'étude parallèle et la connaissance mnémonique de ces deux divisions sont indispensables pour faire de rapides progrès. Ainsi donc, croyez-moi, chers lecteurs, apprenez d'abord par cœur nos *litanies médicales...*; puis lisez de temps en temps les définitions et les descriptions. En peu de temps, je vous le jure, vous serez tous aussi doctes que moi, et, avec un peu de gros bon sens, peut-être plus que certains qui, sous l'habit fanfaron, se croient, mais ne peuvent se montrer *doctissimes !!!...?*

PREMIER TABLEAU SYNOPTIQUE.

CLASSIFICATION SCIENTIFIQUE

ET

THÉORIE-PRATIQUE.

1re CLASSE.

PHLEGMASIES OU INFLAMMATIONS.

Les maladies de cette première classe réclament nécessairement l'éloignement de la cause, et prescrivent indispensablement un traitement antiphlogistique :

1º MÉDICO-HYGIÉNIQUE. (Hygiène.)	2º MÉDICO-PHARMACEUTIQUE. (Pharmacie.)	5º MÉDICO-CHIRURGICAL. (Chirurgie.)

C'EST-A-DIRE,

1º Pendant la phase aiguë :

1re PÉRIODE : (*Incrementum.*) Augment ou progrès.	2e PÉRIODE : (*Status.*) Etat ou le plus haut degré d'intensité.	5e PÉRIODE : (*Decrementum.*) Déclin ou diminution.

N. B. Chacune de ces périodes dure ordinairement de un à trois jours.

LA DIÈTE	LES BOISSONS	LA SAIGNÉE
la plus sévère, ou du moins la privation des boissons stimulantes et des alimens échauffants, etc.	antiphlogistiques ou délayantes, les fomentations émollientes, les bains ; parfois les astringens et les calmans, etc.	ou les émissions sanguines locales, dès les premiers jours. (Lancette, sangsue, ventouse, etc.)

2° Pendant la phase chronique :

(Morbus chronicus.
Durée indéfinie.)

LES METS	LES DÉRIVATIFS :	LES RÉVULSIFS :
les plus légers et les plus salutaires, etc. (Bonne nourriture.)	purgatif, vomitif, etc.	vésicatoire, séton, cautère, etc.; parfois les caustiques: azotate d'argent ou pierre infernale, etc.

Toute NOMENCLATURE est la collection ou réunion des noms choisis, adoptés (convenus) et employés pour désigner les divers objets d'une science ou d'un art.

DEUXIÈME TABLEAU SYNOPTIQUE,
NOMENCLATURE
DES
PHLEGMASIES ou INFLAMMATIONS,

PREMIÈRE FAMILLE.

Termes théoriques, scientifiques, techniques.	*Noms analogues et expressions vulgaires.*
PHLEGMASIES des membranes muqueuses.	INFLAMMATIONS des membranes (peaux) internes (rentrées), membranes qui secrètent (donnent ou font) la salive (bave)et le mucus (feu).

Genres.

1. Otite,	Mal d'oreille.
2. Conjonctivite , ophthalmie,	Mal d'yeux.
3. Rhinite , coryza,	Rhume de cerveau.
4. Stomatite,	Mal de bouche.
5. Amygdalite, angine,	Mal de gorge.
6. Bronchite ,	Rhume de poitrine.
7. Croup,	Maladie du larynx (grand conduit de l'air).

8. Coqueluche,	Maladie des bronches (petits conduits de l'air).
9. { Embarras gas- trique et Gastrite,	Bouche amère. Inflammation de l'estomac, aigreurs.
10. { Entéro - dys- sentérite,	Inflammation des intestins. Flux de sang. Dyssenterie.

DEUXIÈME FAMILLE.

PHLEGMASIES des membranes fibro-séreuses.	INFLAMMATIONS des membranes internes ou cachées, pellicules qui secrètent une humeur particulière désignée par le nom de Sérosité (eau). Cette humeur albumineuse facilite l'oscillation des organes occultes.

Genres.

11. Pleurite, pleu-résie,	Point de côté, hydropisie de poitrine.
12. Péritonite,	Douleur de ventre. Suite de couches.

TROISIÈME FAMILLE.

PHLEGMASIES des membranes sy-noviales.	INFLAMMATIONS des membranes qui opèrent la sécrétion de la Synovie, liquide visqueux qui facilite le glissement des articulations (jointures).

Genre.

13. Arthrite, | Rhumatisme articulaire aigu.

QUATRIÈME FAMILLE.

PHLEGMASIES des { INFLAMMATIONS des organes in-
viscères. { ternes, occultes ou cachés,

Genre.

14. Pneumonite | Fluxion de poitrine.
(pneumonie),

On doit entendre par SYNONYME (vulgairement : *surnom*), un nom qui a la même signification qu'un autre
mot, c'est-à-dire, un sens analogue ou semblable, un
nom qui rappelle la même chose dans la mémoire
ou qui fait surgir la même idée dans l'esprit de chacun. Comme chaque maladie possède plusieurs *noms
scientifiques* et *vulgaires*, tout ouvrage de la nature de
celui-ci, pour être à la portée de chacun des lecteurs,
doit donc les renfermer et les expliquer tous.

L'ÉTYMOLOGIE explique le sens actuel d'un mot par
le sens primitif et particulier de chacun des mots
anciens ou modernes dont il est composé.

L'ÉTIOLOGIE (Hygiène) fait connaître les causes positives et présumées des maladies, c'est-à-dire qu'elle met en garde contre tout ce qui produit ou engendre les maladies, contre tout ce qui concourt ou contribue à les communiquer, les étendre, les généraliser.

Le PRODRÔME, en général, est le temps qui précède immédiatement une maladie. Mais, par PRODRÔMES, j'entends les malaises devanciers et éclaireurs d'une maladie quelconque.

Par le mot SYMPTÔME, on désigne tout changement perceptible aux sens, changement survenu dans un organe quelconque ou dans quelque fonction, et occasionné par une maladie. Or, la maladie consiste en une lésion ou altération matérielle qui est accompagnée d'un trouble fonctionnel, lequel est souvent la suite d'une déviation, d'un arrêt ou de l'interception du principe électro-vital, perceptible ou non. Le célèbre Galien a dit quelque part, dans une comparaison ingénieuse et frappante, que le symptôme suit la maladie comme l'ombre suit le corps. «Le symptôme, dit M. Chomel, est simplement une sensation qui ne devient signe que par une opération particulière de l'esprit. L'un appartient par conséquent au jugement, l'autre aux sens. Dans le langage vulgaire, on comprend sous le nom de signe tout ce qui peut conduire à la connaissance d'une chose ignorée. En médecine, on désigne spécialement par ce mot tout ce qui peut faire connaître ce qu'il y a de caché sur l'état passé, présent et futur d'une maladie. »

L'art du DIAGNOSTIC conduit à la connaissance, au discernement de l'état sain et de l'état morbide, par le moyen des signes ou symptômes que fournissent, au médecin observateur, l'examen de l'habitude extérieure (état du corps) et l'interrogation mentale des fonctions des organes internes ou cachés.

« La science du diagnostic tient le premier rang entre toutes les parties de l'art, et en est la plus utile et la plus difficile. Le discernement du caractère propre de chaque genre de maladie et de ses différentes espèces est la source des indications curatives. Sans un *diagnostic* exact et précis, la *théorie* est toujours en défaut, et la *pratique* souvent infidèle (Louis). »

Depuis 25 ans, la médecine a fait d'immenses et irrécusables progrès. En effet, *l'Auscultation* (1) ou ac-

____

(1) Chose étonnante ! Les écrits d'Hippocrate renferment les

tion d'écouter avec l'oreille, grossièrement pratiquée par Hippocrate, a acquis, depuis Laënnec, une perfection qui ne laisse rien à désirer. La *Percussion* (action de frapper avec les doigts) est devenue plus délicate et plus exacte. La *Chimie* et la *Microscopie*, sciences si positives, ont rendu récemment à la médecine interne, aussi bien qu'aux arts, des services extraordinaires. Partant, le *diagnostic* est plus positif et presque toujours inébranlable. Aussi, l'expérimentation (essai, emploi des médicamens) est-elle presque toujours suivie d'une conquête utile au genre humain, et la statistique médicale ou méthode numérique (numération des cas de guérison) compte-t-elle des succès plus nombreux qu'autrefois.

En général, le mot SIÈGE indique le lieu où certaines choses résident principalement, où elles dominent.

---

premiers vestiges de cet art mystérieux (450-380 avant J.-C.). En effet, on y rencontre le passage suivant :

ÉN PROSÉKÓN TO OUS AKOUAZÉ PROS TA PLEURA...
Si près ayant l' oreille tu écoutes près les côtés...
— Si, approchant l'oreille de la poitrine, vous écoutez... —

On doit donc regarder le père de la médecine comme l'inventeur de la science que l'ancien professeur d'auscultation à la faculté de Paris, Laënnec, a porté, en quelques années, au plus haut degré de perfection.

«Le PRONOSTIC, dit **M.** Chomel, est le jugement que l'on porte d'avance sur les changemens qui doivent survenir pendant le cours d'une maladie. La science du *pronostic* est celle qui fait le plus d'honneur à l'homme de l'art, vis-à-vis des personnes du monde qui ne sont point en état de distinguer la justesse du diagnostic, mais qui peuvent toujours vérifier celle du jugement porté sur la *durée* et la *terminaison* des maladies. Aussi rien n'est-il plus propre à concilier au médecin la confiance du malade et des personnes qui l'entourent que la confirmation du *pronostic* par les évènemens, et rien n'est-il plus nuisible pour lui que les erreurs du même genre. »

Par l'expression MARCHE DES MALADIES , on veut exprimer l'ordre suivant lequel naissent et se succèdent les symptômes qui sont les indices apparents, toujours probables et souvent certains, de l'altération matérielle et progressive de tout organe malade.

Pris absolument, le mot DURÉE se dit du temps de la succession non - interrompue des momens. La *durée* a rapport au commencement et à la fin de quelque chose. Elle désigne l'espace écoulé entre le commencement et la fin, et, par conséquent, l'espace de temps que dure une chose. Pris médicalement, le glossaire médical dit que c'est le temps compris entre le début et la terminaison d'une maladie. On peut dire plus simplement que le mot *durée* exprime l'espace de temps durant lequel on est affecté d'une maladie quelconque.

Généralement parlant, le mot TERMINAISON ren - ferme l'idée d'une chose quelconque qui se termine, qui tire à sa fin. En médecine, ce mot implique l'i- dée de la cessation ou de la fin d'une ou de plusieurs maladies par la guérison, par la chronicité, ou enfin par la mort.

La CONVALESCENCE est, dit-on, l'état intermédiaire à la maladie et à la santé. On a dit encore plus va- guement : la *convalescence* est l'état d'une personne qui relève de maladie. Je pense donner un sens plus clair en disant que la *convalescence* est le retour pro- gressif à la santé.

La RECHUTE est la réapparition des symptômes de la même maladie pendant la convalescence.

La RÉCIDIVE est le retour d'une même maladie plus ou moins long-temps après le retour de la santé.

Le mot COMPLICATION veut dire généralement la réunion de plusieurs choses de différente nature. En

médecine, on entend par le mot complication l'existence simultanée (en même temps) de plusieurs
maladies chez un même individu.

Le TRAITEMENT est la manière théorique de conduire
une maladie. Dans la pratique, c'est l'ensemble des
médications que l'on emploie, des précautions que
l'on prend, des soins que l'on donne pour rendre
moins grand le danger que court un malade, diminuer et calmer les souffrances qu'il éprouve, hâter
sa guérison, prévenir, atténuer ou faire disparaître
les suites de la maladie.

«La plupart des maladies, dit M. Chomel (1), sont
susceptibles de guérir sans traitement, par la seule
action de la *nature*; de là la réputation usurpée d'une
infinité de remèdes sans efficacité et d'une foule de
médicastres sans aucune instruction. Aucune maladie ne peut guérir par les seuls secours de l'art; de
là l'impuissance de la médecine contre un trop grand
nombre de maux qui affligent l'humanité. Le *quin-
quina*, les *mercuriaux*, qu'on a regardés avec raison
comme les moyens les plus héroïques que possède

---

(1) Professeur de clinique médicale à l'Hôtel-Dieu de Paris
(1847-48-49-50).

la médecine, restent sans effet dès que la *nature* ne répond pas à leur action. La saignée ne dissipe pas seule la phlogose, et le rapprochement des bords d'une plaie ne suffit pas pour en opérer la réunion. En chirurgie comme en médecine, la thérapeutique (traitement) ne fait, dans l'immense majorité des cas, que favoriser l'action de la *nature* (1), qui seule peut ramener le viscère enflammé à l'état sain, cicatriser les bords d'une plaie, et réunir les fragmens d'un os fracturé.

La thérapeutique (traitement) n'est donc, à proprement parler, que l'art de modifier l'action intime des organes, pour obtenir la guérison ou le soulagement des maladies. »

Quand je dis suites, je veux parler du résultat définitif de tout traitement, c'est-à-dire, soit d'une guérison radicale, soit d'un dérangement chronique, stationnaire et équivalent à la santé, soit d'une faiblesse momentanée, soit enfin de la perte éternelle d'un ou de plusieurs organes, partant d'une ou de plusieurs fonctions.

---

(1) Ambroise Paré, le père de la chirurgie française, a dit d'un roi de France : « Je le pansay, et Dieu le guarit. »

nature, essence, cause prochaine des maladies. C'est un quelque chose insaisissable, incompréhensible, indéfinissable. « Si l'on objectait, dit M. Chomel, qu'on ne saurait traiter convenablement une maladie quand on ignore la cause intime qui la produit, on pourrait, comme Sydenham, répondre à ceux qui raisonnent ainsi que tous les actes de la nature sont enveloppés de la même obscurité, et que *l'Intelligence* qui a coordonné l'univers s'est réservé à elle seule la connaissance des ressorts qui en maintiennent l'harmonie. »

1re Classe.

PHLEGMASIES OU INFLAMMATIONS.

A quoi bon, quand la fièvre en nos artères brûle,
Faire de notre mal un secret ridicule ?

BOILEAU.

GÉNÉRALITÉS

PHLEGMASIES OU INFLAMMATIONS.

Définition. — Les maladies inflammatoires sont caractérisées, en général, par une lésion organique pathognomonique, par une fièvre ardente, et par des phénomènes locaux qui sont les plaintes de l'organe malade.

Caractères généraux, distinctifs et différentiels, tirés des causes, des symptômes ou troubles physiologiques, de la marche, de la durée, du traitement, des altérations anatomo-pathologiques, de la terminaison et des suites.

Causes. — L'action des causes prédisposantes, générales et individuelles, est toujours très obscure et très variable; mais les causes occasionnelles déterminent presque subitement ces sortes de maladies.

Symptômes ou troubles physiologiques. — Arrêt, stase, dépôt du sang; rougeur, gonflement, douleur, chaleur, fièvre : voilà les symptômes les plus apparents et les plus caractéristiques d'une inflammation.

4

Marche. — Les inflammations, en général aiguës au début, finissent souvent par devenir chroniques.

Durée. — Les trois périodes de l'état aigu (*augment,* *état*, *déclin*) durent, terme moyen, neuf jours. La durée de la chronicité est indéterminable.

Traitement. — La thérapeutique la plus rationnelle dicte, selon la gravité des cas, les émissions sanguines générales (*lancette*) ou locales (*sangsues, ventouses*), et toujours les émolliens (*bains, cataplasmes, tisanes adoucissantes, etc.*).

Anatomie pathologique. — Je dois dire, en passant, que le sang offre à l'œil nu une altération curieuse. En effet, après sa sortie de la veine et après un repos suffisant, il se divise en deux parties : l'une liquide (*sérum*), l'autre solide (*caillot ou cruor*). Cette dernière présente bientôt à sa surface une couche d'un blanc grisâtre, dite COUENNE INFLAMMATOIRE (*fibrine coagulée*).

Terminaison. — Toute inflammation est susceptible de se terminer, soit par résolution, induration, métastase ou changement de place, soit par abcès, délitescence ou résorption du pus, adhérence, suppuration, ulcération, gangrène.

Suites. — Les suites consistent toujours en une

lésion organique plus ou moins profonde et en un
trouble fonctionnel plus ou moins grave, partant
plus ou moins funeste.

Division. — Les inflammations se divisent ainsi
qu'il suit :

1° Inflammations de la peau (V. Traité des DERMATOSES (1)).
2°   —   des membranes muqueuses (*peaux rentrées*).
3°   —   —   séreuses (*enveloppes des or-*
ganes internes).
4°   —   —   synoviales (*pellicules intra-ar-*
ticulaires).
5°   —   —   des viscères (*organes internes*).

____

(1) Cet ouvrage paraîtra incessamment.

1re Famille.

PHLEGMASIES OU INFLAMMATIONS

DES

MEMBRANES MUQUEUSES.

GÉNÉRALITÉS

SUR LES

MEMBRANES MUQUEUSES.

Les membranes muqueuses sont des pellicules internes, minces, veloutées, délicates et rosées. Elles tapissent la face interne des paupières, la face antérieur de l'œil, l'intérieur du conduit auditif, des fosses nasales, de la bouche, des voies respiratoires, de l'estomac, des intestins, de la vessie, etc.

Pour me faire comprendre de tout le monde, j'ajouterai que ce sont des *peaux rentrées* qui ont respectivement une structure appropriée à des fonctions spéciales. Chacune d'elles sécrète une humeur linifiante et protectrice de leur surface contre les agens extérieurs, qui sont sans cesse en contact avec elles. Par exemple, la muqueuse des fosses nasales distille une humeur plus ou moins visqueuse. Cette humeur empêche la dessication complète ou l'aridité excessive de cette membrane, que produirait infailliblement le passage incessant de l'air. La muqueuse buccale sécrète la salive, liquide si utile pour la trituration des alimens. Celle de l'estomac épanche, dans l'intérieur de ce viscère, le suc gastrique, élément nécessaire pour une bonne digestion. Je pourrais en dire autant de la membrane invisible qui tapisse les voies aériennes et de celle qui protége l'intérieur de la vessie. On comprendra facilement, par ces exemples, combien les muqueuses sont exposées à l'action des agens extérieurs les plus funestes, et, par conséquent, combien elles sont susceptibles d'irritation et d'inflammation. Dès qu'elles sont enflammées, elles cessent de fonctionner. Le premier phénomène est une sensation de sécheresse indéfinissable. Bientôt survient une sécrétion abondante, et limpide, et fluente: le fluide sécrété s'épaissit peu à peu, devient blanchâtre, jaunâtre, jaune-verdâtre, purulent; parfois purulo-sanguinolent, et prend enfin une consistance gélatineuse. De là viennent les termes populaires de *pituite*, de *rhume pourri*, de *catarrhe*. Quand il y a suppression de la transpiration, la peau interne (*muqueuse*), succédanée de la peau externe, offre promptement une augmentation de sécrétion. Pour mettre cette vérité à la portée de chacun des lecteurs, je me permettrai de citer un fait qui est de notoriété publique. Quand la température baisse, c'est-à-dire, quand il fait froid, la transpiration diminue. Eh bien ! chacun n'observe-t-il pas alors que la muqueuse réno-vésicale fonctionne avec énergie, et que l'urine est plus abondante que de coutume ? Je me résume en disant que, outre une fonction spéciale propre à chacune d'elles, les membranes muqueuses (*peaux internes*) ont ensemble une fonction générale, succédanée de celle de la peau, laquelle est destinée à un acte éliminateur indispensable à la santé, la transpiration (*sueur*). Aussi sont-elles les esclaves dociles du tégument externe, et remplacent-elles celui-ci lors de la moindre variation atmosphérique. Mais, si on exige d'elles un service exagéré ; si on les met en contact avec un agent antipathique ; oh ! alors une double altération matérielle et fonctionnelle en est inévitablement la suite. C'est pourquoi on observe souvent, tantôt un excès de sécrétion, tantôt une altération du mucus sécrété, tantôt de fausses membranes, c'est-à-dire, du mucus coagulé sous forme de pellicule et tapissant leur intérieur, tantôt des ulcérations larges ou profondes, trop souvent, hélas ! incurables.

N. B. Les phlegmasies des membranes muqueuses sont aiguës ou chroniques ; idiopathiques ou symptomatiques.

GENRES.

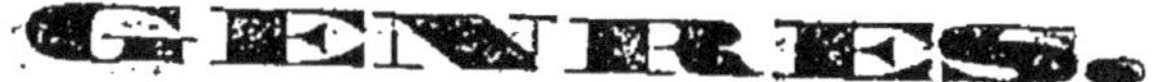

1ᵉʳ Genre.

OTITE   ou   MAL D'OREILLE.

(Terme scientifique.)   *(Nom populaire.)*

Définition. — L'otite (*inflammation de l'oreille*) est une maladie caractérisée anatomiquement par une vive rougeur de la membrane muqueuse qui tapisse le conduit auditif, et physiologiquement par une douleur lancinante qui semble perforer l'oreille.

Synonymes. — *S. grec* : OTALGIA, otalgie ; — *latin* : inflammatio meatûs auditorii ; — *italien* : infiammazione degli orecchi ; — *allemand* : Ohrenweh ; — *français* : inflammation d'oreille, douleur dans l'oreille, faux oreillon.

Étymologie. — Otite vient du grec OUS, OTOS, oreille ; en latin : *auris* ;—ital. *orecchio o orecchia* ;— all. *Ohr*. La terminaison *ite* exprime une inflammation.

Causes prédisposantes : Air très froid ; habitation humide ; malpropreté ; hérédité ; jeune âge ; tempérament lymphatico-sanguin ; constitution scrofuleuse ; fièvres : typhoïde, petite-vérole, etc.

Causes occasionnelles ou accidentelles : Impression subite d'un courant d'air très froid ; bain froid ; introduction d'un corps étranger dans l'oreille (*pois, cure-oreilles, piqûre d'abeille, etc.*); suppression des mois ou d'un écoulement habituel (*ulcère, séton, cautère, etc.*); répercussion d'une maladie de la peau (*gale, feux, dartres, etc.*); coup ou chute sur la tête ou sur l'oreille ; repos prolongé sur un sol humide et froid ; détonation d'une arme à feu, etc.

Prodrômes et symptômes. — L'otite commence par une douleur de tête gravative, par un sentiment de tension, de plénitude, de chaleur dans l'oreille et aux alentours. Cette maladie se continue par un bourdonnement fatigant, et par une douleur auriculaire qui ne tarde pas à devenir aiguë, pongitive, intermittente. L'inflammation gagne ordinairement le pavillon de l'oreille, qui rougit de plus en plus : elle s'étend souvent à la glande parotide, qui gonfle énormément. Alors la fièvre s'allume. Tantôt le mal passe d'une oreille à l'autre, tantôt il assiége l'une et l'autre en même temps. Toute compression est douloureuse, tout mouvement de la mâchoire inférieure est pénible ; tout bruit est insupportable. Le malade se plaint jour et nuit. Il n'est pas rare de lui entendre dire que la douleur se communique aux nerfs du visage (*nerf facial*), qu'elle suit les ramifications du nerf de la mâchoire inférieure et des nerfs de la région superficielle du cou. Enfin, après quelques jours d'atroces douleurs, on commence à voir suinter dans le trou de l'oreille une matière puriforme d'une odeur infecte ; on voit même parfois un abcès se rompre subitement et donner un flot de pus. Un soulagement notable succède immédiatement à cette crise heureuse. De pongitive, aiguë et pulsative qu'elle était auparavant, la douleur devient obtuse. Après cette terminaison naturelle, tout malade doué d'une saine constitution guérit rapidement. Dans le cas contraire, s'il est scrofuleux par exemple, le pus ronge sourdement la membrane muqueuse, perfore quelquefois le tympan, mine lentement l'os du conduit auditif (*rocher*), engendre la carie, la nécrose même, et ravit souvent l'ouïe à une innocente victime. D'autrefois le méat auditif est obstrué pendant un certain temps, soit par la muqueuse boursouflée, spongieuse ou sarcomateuse, soit par du pus coagulé, soit par des polypes naissants, et l'audition devient presque nulle.

Cette maladie, qui *siége* dans un organe connu de

tout le monde, offre un *diagnostic* facile. Quant au *pronostic*, il est toujours grave chez les sujets scrofuleux, cachectiques, etc. L'énumération des prodrômes et des symptômes principaux fait connaitre lucidement la *marche* de cette affection. Elle a ordinairement trois jours d'augment, trois jours d'état et trois jours de déclin, c'est-à-dire, une durée approximative de neuf jours ; si toutefois le malade ne possède point une mauvaise constitution. Une guérison radicale est la *terminaison* la plus fréquente des cas franchement inflammatoires. La citation des phénomènes morbides fait connaître l'extrême gravité de l'otite greffée sur un sujet affecté d'humeurs froides, et soupçonner une longue *convalescence*, des *rechutes* et des *récidives* nombreuses, enfin les *complications* et les *suites* les plus déplorables (*érysipèle*, *inflammation du cerveau*, *perte de l'ouïe*, etc.).

Divisions. — I. Les principales **espèces** d'otite sont :

1° L'otite *simple ou aiguë*,

2° — *suppurante ou chronique* (otorrhée).

II. Les **variétés** hybrides sont :

1° L'otite *scrofuleuse*,

2° — *syphilitique, vénérienne ou vérolique*, etc,

TRAITEMENT

DES INFLAMMATIONS EN GÉNÉRAL.

> Le *préjugé populaire* qui presque partout
> existe contre la *saignée* est une des erreurs les
> plus funestes à l'humanité.
>
> NYSTEN.

> La saignée convient dans la plupart des af-
> fections auxquelles sont sujets les individus
> jeunes, vigoureux et pléthoriques (*sanguins*),
>
> CLOQUET,

L'INFLAMMATION ET L'INONDATION. *Comparaison*. On
peut assimiler le réservoir du sang, le COEUR, à un
réservoir d'eau, et les veines aux ruisseaux qui l'a-
limentent. Quant aux artères, ce sont les canaux
destinés à prévenir le trop plein. Eh bien! de même
que, à l'aide d'un empellement soulevé, on donne
à l'eau d'un étang un libre cours, soit pour produire
le vide, soit pour éviter une inondation funeste ; de
même aussi, lors d'une inflammation, on doit, à l'aide
d'ouvertures artificielles, provoquer la sortie d'une
plus ou moins grande quantité de sang artériel

(*s. rouge*) ou veineux (*s. noir*), et faciliter ainsi le dé-
gorgement ou prévenir l'engorgement de tout organe
inondé. A cet effet, il suffit donc, pour éviter le trop
plein, d'ouvrir, tantôt une artère ou plusieurs artérioles afférentes, tantôt une veine ou quelques veinules déférentes.

N. B. Les artères et artérioles sont déférentes (1)
par rapport au cœur et afférentes (2) par rapport à
l'organe inondé ; *vice versâ*, les veines sont déférentes par rapport à l'organe malade et afférentes par
rapport au réservoir du sang, le cœur. Donc, en
pratique, il faut ouvrir quelques-unes des artérioles
(jamais une des grosses artères) qui se dirigent vers
l'organe enflammé ; ou bien une des veines ou plusieurs des veinules qui reviennent de l'organe en-
gorgé.

Règle générale. — S'il y a arrêt du sang, rougeur
ou noirceur, gonflement, chaleur et douleur, c'est-

---

(1) En latin *deferens*. Étymologie : *de*, hors ; *ferens*, portant ;
— c'est-à-dire, qui portent le sang loin du cœur.

(2) En latin *afferens*. Étymologie : *ad*, à ; *ferens*, portant ; —
canaux qui, sous l'influence du cœur, portent aux divers rouages de la machine humaine l'excitateur par excellence, le
sang.

à-dire, inflammation franche, n'importe où, appliquez, le plus tôt possible, sur l'organe enflammé
ou tout auprès, soit des sangsues, soit des ventouses
scarifiées; ou bien, si le malade est d'une constitution robuste et si l'inflammation est profonde, pratiquez ou faites pratiquer la saignée du bras.

TRAITEMENT

DU MAL D'OREILLE EN PARTICULIER.

Traitement médico-hygiénique. — Garantissez-vous
du froid (*oreillette, mentonnière, coton dans les
oreilles, etc.*). L'inflammation est-elle très intense?
Privez-vous de toute espèce d'alimens, ou, tout au
moins, contentez-vous d'une nourriture légère.

T. médico-chirurgical.—1° Éloignez la cause du mal,
c'est-à-dire, pratiquez l'extraction des corps étrangers; rappelez l'écoulement intempestivement sup-
primé, etc.

2° Pour combattre l'inflammation locale, appliquez un certain nombre de sangsues derrière l'oreille
malade, c'est-à-dire, sur l'apophyse ou bosse mastoïde.

AGES. Echelle approximative.		SANGSUES. Nombre variable suivant l'âge et la constitution du malade.
De 1 à 5 ans	—	une sangsue.
— 5 — 10 —	—	deux sangsues.
— 10 — 15 —	—	trois ou six id.
— 15 — 20 —	—	quatre — huit id.
— 20 — 25 —	—	cinq — dix id.

N. B. Depuis l'âge de 20 ans, les derniers nombres (*cinq* et *dix*) sont appliquables pendant 40 années consécutives. Mais, à partir de 60 ans, il faut suivre l'échelle en sens inverse (20. 15. 10. 5. 1.) jusqu'à l'âge de 80 ans.

T. médico-pharmaceutique.—Pour calmer la douleur,

Prenez : 1° Farine de Lin . . . . 125 grammes. (1|4),
       Capsules ou Têtes de Pavot incisées . . n° 2.

F. S. A. — Un cataplasme avec eau bouillante S. Q. — Appliquez sur l'oreille.

Ou bien : 2° P. Huile anodyne . : 32 grammes (*une once*).
    — 3° P. Huile rosat . . 32 grammes (*une once*),
       Laudanum de Sydenham 1 gram. (18 *grains*).
Mélez et agitez. — Instillez dans le conduit auditif et frictionnez légèrement la face postérieure du pavillon de l'oreille.

Ou enfin : 4° P. Extrait somnifère 5 centigrammes (1 *grain*).
M. F. Délayez dans un peu d'eau douce et versez dans l'oreille.

Vers le troisième jour, si la langue est chargée, un doux purgatif (1), en débarrassant l'intestin et en déterminant l'afflux du sang dans les vaisseaux nourriciers de cet organe immense, produira toujours une dérivation salutaire.

Enfin, contre les différentes variétés d'otite suppurante, la scrofuleuse par exemple, après les mouches vésicantes et après les injections astringentes (*eau blanche, etc.*), je ne connais pas de moyen thérapeutique plus énergique et plus sûr que l'établissement passager d'un petit séton à la partie postérieure du cou (*nuque*), ou d'un cautère au bras qui

------

(1) Depuis trois années, je conseille journellement, avec assurance d'un heureux succès, l'emploi d'une *liqueur*, dite *purgative*, préparée d'après une recette particulière. Ce purgatif, qui est très agréable au goût, convient dans presque toutes les maladies. Il agit sans occasionner de coliques ni d'autres douleurs vives; sans donner une soif inextinguible ni provoquer une sueur froide. M. Beauquin, pharmacien à Pontarlier, est l'inventeur et, jusqu'à ce jour, le préparateur unique de ce nouveau remède. Comme il ne veut point en faire un secret (*eh! doit-il y avoir des mystères scientifiques dans le siècle où nous sommes?*), il communiquera, avec un plaisir extrême, la composition de cet agent pharmaceutique à toutes les personnes qui, avant tout essai, désireront en prendre connaissance.

Doses : 15 grammes (1|2 *once*); prix 50 centimes (10 *sous*). — 30 grammes (1 *once*), — 75 cent. (15 *sous*). — 45 grammes, 1 franc.

correspond à l'oreille malade. Quant au traitement respectif de chacune des maladies contitutionnelles (*maladies héréditaires : écrouelles, etc.*), j'en parlerai en temps et lieu...

2ᵉ Genre.

CONJONCTIVITE. — MAL D'YEUX.

Définition. — La conjonctivite (*inflammation de la muqueuse qui tapisse la face postérieure des paupiè- res et revêt la face antérieure de la sclérotique ou blanc de l'œil*) est caractérisée par une rougeur intense de la membrane conjonctivo-palpébrale, et par une sensation analogue à celle que produit un gravier roulant entre les paupières et le globe oculaire.

Synonymes. — *S. grec* : OPHTHALMIA, ophthalmie. R. OPHTHALMOS, œil ; — *latins* : ophthalmia ; oculo- rum inflammatio, lippitudo, tumor ; — *italiens* : ottalmia, malattia degli occhi ; — *allemand* : Augen- weh ; — *français* : ophthalmie, inflammation des yeux, maladie des yeux.

Étymologie. — Le mot conjonctivite est formé des

mots latins *cùm*, avec ou ensemble; et *jungere*, join-
dre. En effet, les bords libres de la conjonctive, qui
suit les paupières pendant le clignotement, se rapprochent et se joignent. En composition, la terminaison *ite* exprime une inflammation aiguë.

Causes prédisposantes. — Air vif, sec, chaud ou
froid; variation considérable dans la pression de l'air;
lumière intense; hiver, été; climat d'Afrique, d'E-
gypte, etc.; jeune âge; sexe masculin; tempérament sanguin ou constitution très-forte; maladies
constitutionnelles; fièvres graves; profession de gypseur, de meunier, de batteur en grange, etc.

Causes occasionnelles. — Coups ou chutes; courant
d'air; renversement des cils au dedans des paupières;
pommades irritantes, mercurielles, etc.; corps étrangers (*éclat de bois, fragment de pierre, tabac, insecte,
batitures ou paillettes de fer, poudre de gypse, d'arsenic,
d'euphorbe, d'ellébore, de cantharides, etc.*); émanation
de l'oignon, de l'ail, du raifort, de la moutarde;
gaz ammoniaque, gaz des fosses d'aisances, etc.

Prodrômes. — Premier jour : Picotemens, cuisson; sensation de gonflement, de chaleur, de sécheresse dans l'œil; glissement difficile et douloureux
des paupières; blanc de l'œil sillonné, de la cir-

conférence au centre, par des lignes rougeâtres;
ennui, inquiétude, agitation, fièvre légère.

Symptômes. — Deuxième et troisième jours : Le
sang envahit la muqueuse qui tapisse la face interne
des paupières inférieure et supérieure. De là l'inflammation se communique à la conjonctive oculaire, et, dans les cas graves, au globe oculaire et
au tissu cellulaire environnant. La sensation de gravier augmente de plus en plus, et l'œil devient
bientôt larmoyant. Le malade accuse souvent un sentiment de tension intolérable. La rétine est très sensible à la lumière. La muqueuse, sans cesse irritée
par le clignotement instinctif des paupières, s'injecte de plus en plus. Les paupières elles-mêmes se
tuméfient, se ferment; et le jeu de ces voiles mobiles devient impossible. Alors une douleur pongitive, produite par la pulsation et par la percussion
de l'artère ophthalmique sur le nerf optique, se fait
sentir dans l'orbite. Cependant la muqueuse, sans
cesse injectée, se boursoufle et devient comme spongieuse ou sarcomateuse (*chair rouge*). La cornée
(*voyant*) semble alors déprimée. Elle est trouble,
opaque, et comme revêtue d'une fausse-membrane
laiteuse ou azurée. Le sac lacrymal, la joue et la na-

rine du côté malade s'injectent et se gonflent en même temps. Du 6ᵉ au 9ᵉ jour, si l'on tente d'écarter avec force les paupières, on voit aussitôt un mucus, d'abord fluent et blanchâtre, plus tard purulent et parfois strié de sang, s'échapper en bavant et inonder la joue sous-jacente. Malheureusement, la conjonctive palpébrale, boursouflée comme la conjonctive oculaire, s'étale quelquefois au dehors, renverse les paupières, l'inférieure le plus ordinairement, et conserve assez souvent cette position anormale. Enfin, après un temps variable, le gonflement diminue insensiblement, tous les symptômes alarmants se dissipent, et il ne reste plus qu'un larmoiement ennuyeux qui est le signe avant-coureur d'une heureuse terminaison. Mais, le malade étant sous l'influence d'une éruption variolique ou d'une affection constitutionnelle, on a vu fréquemment un abcès se former dans l'intérieur de l'œil et le vice humorale alimenter une longue suppuration : on a vu maintes fois alors le pus éroder l'iris, perforer les alentours du voyant (*cornée*), et déterminer une cécité éternelle. La perte de la vue est ordinairement accusée dans la suite par une taie blanchâtre ou laiteuse et par une obliquité caractéristique du regard.

Tout esprit, un tant soit peu pénétrant, trouvera, dans la définition et dans la description précédentes, un *diagnostic* ou distinction facile de cette maladie, un *pronostic* ou prédiction toujours redoutable, une *marche* régulièrement progressive au début, enfin une *durée* qui, dans les cas simplement inflammatoires, se borne à peu près à neuf jours. La citation des causes les plus vulgaires donne à penser que les *rechutes* peuvent être fréquentes et les *récidives* innombrables, puisqu'un rien détermine l'inflammation d'une membrane aussi ténue, aussi sensible. Il est à noter que cet affection offre trop souvent une durée illimitable chez les sujets scrofuleux, etc.; et que les *suites* sont souvent indélébiles (*dégénérescences squirrheuses ou cancéreuses, taies ou mouches défigurantes, perte de la vue, etc.*).

Divisions. — I. **Espèces** principales :

1⁰ La conjonctivite *aiguë*,

2⁰   —   *chronique* (*œil rouge*),

3⁰   —   *purulente.*

II. **Variétés** remarquables :

1⁰ L'ophthalmie *scrofuleuse*,

2⁰   —   *syphilitique*,

3⁰   —   *varioleuse, etc.*

Traitement médico-hygiénique. — Si l'inflammation est très vive, la prudence ordonne de se priver de nourriture pendant les premiers jours, de se préserver du froid et des courans d'air, de fuir toute lumière vive...

T, médico-chirurgical. — L'inflammation et la douleur étant aiguës, il faut pratiquer promptement l'extraction des corps étrangers (*sublatâ causâ, tollitur effectus*). Si l'œil est très rouge ou très noir, appliquez sans crainte des sangsues sur les paupières ou derrière l'oreille correspondante (*voyez, à l'article Otite, l'échelle d'approximation, page* 68). Chez un sujet très sanguin, la saignée du bras est un moyen curatif héroïque. Mais l'ophthalmie est-elle d'une chronicité rebelle? Est-elle purulente? Que l'on applique derrière l'oreille un emplâtre vésicant (*mouche de Milan*), et, si son action est infructueuse, que l'on pratique sans miséricorde un cautère à l'un des deux bras : j'ose affirmer que l'on obtiendra un résultat heureux. L'ophthalmie purulente est-elle entée sur un sujet scrofuleux, syphilitique, varioleux, etc.? Alors, outre le cautère, on doit suivre le traitement de ces diverses maladies.

T. médico-pharmaceutique — Collyre astringent :

P.   Eau distillée de Roses .   64 grammes (2 *onces*),
—   Alun pulvérisé . . 20 centigrammes (4 *grains*),
—   Extrait d'Opium . . 25 centigrammes (5 *grains*).
M. F. Mêlez le tout ensemble et agitez vivement.

— Achetez une œillère et baignez l'œil malade; ou appliquez sur les paupières des compresses imbibées du collyre indiqué. Ce topique est applicable dans toutes les phases de la maladie oculaire. Son action est-elle trop faible ? Doublez, quadruplez même la dose du sel astringent. N. B. On peut remplacer l'Alun par la même quantité de Vitriol blanc (*Couperose blanche, Sulfate de zinc*), — de sel de Saturne (*Acétate de plomb cristallisé*). On peut même se servir simplement d'eau blanche (*extrait de Saturne étendu d'eau ordinaire*). Employés au début de toute inflammation aiguë, ces médicamens resserrent les vaisseaux sanguins et modèrent l'injection du sang. Enfin, si l'ophthalmie devient purulente, s'il y a des fausses-membranes ou des taies (*mouches*) sur la cornée (*voyant*), prenez :

Eau   ⎰ Eau distillée . . 64 grammes (2 *onces*),
ophthalmique. ⎱ Azotate d'argent 20 centigram. (4 *grains*).

Faites comme il a été dit plus haut.

3ᵉ Genre.

RHINITE — RHUME DE CERVEAU.

Définition.—La rhinite (*inflammation de la membrane muqueuse qui tapisse les fosses nasales, membrane scientifiquement dite pituitaire ou membrane de Schneïder*) est caractérisée par une douleur de tête gravative et par des éternuemens incessants.

Synonymes. — *S. grec* : KORUZA, pituite, morve ; — *latins* : gravedo, catarrhus ad nares, destillatio ; — *italiens* : reuma di naso, catarro nasale, gravédine ;—*allemands* : Schnûpfen, Schnûppen ;—*anglais* : a cold, catching cold ;—*polonais* : Katar ;—*français* : coryza, rhume de cerveau, gourme, fausse gourme, morfondure, catarrhe nasal, charmoise, etc.

Étymologie. — Coryza vient du grec KORUZA, pituite, morve. Radical : KORUS (*pr. corusse*), casque, du primitif KARÊ, tête ; parce que le rhume de cerveau rend la tête lourde, comme quand on est coiffé d'un casque pesant. — Rhinite vient du grec RHIN-INOS, nez, narine.

Causes prédisposantes. — Air humide et froid ; variation de la pression de l'air ; hiver, printemps,

automne; vêtemens humides; constitution grêle, chétive; tous les âges, tous les sexes; professions de
gypseur, de botteleur, etc; début des fièvres éruptives ou volcaniques; etc.

Causes occasionnelles. — Courant d'air très froid
sur la tête découverte ou sur les pieds nus; pieds
humides; passage subit du froid au chaud; suppression subite de la sueur; course rapide contre un
vent glacial; répercussion d'un exanthème ou maladie de la peau (*gâle*, *feux de lait*, *etc.*); introduction dans les narines d'un corps étranger (*tabac*,
ellébore, *poivre d'Espagne*, *feuille de l'Achillée à mille
feuilles*), soit d'un gaz irritant (*ammoniaque ou alkali volatil*), etc.

Prodrômes. — En général, le rhume de cerveau
commence par une sensation de sécheresse, de chaleur, de plénitude et de tension dans les fosses nasales.
Surviennent des picotemens, un prurit spécial, une
inspiration prolongée, profonde, qui est suivie d'u-
ne expiration instantanée et bruyante (*éternuement
ou contraction subite des muscles qui servent à l'expiration*). La rhinite bénigne consiste ordinairement en
ces simples phénomènes et suspend sa marche après
deux ou trois jours.

Symptômes. — Si la maladie doit être plus grave, on ressent bientôt des frissons qui alternent avec des bouffées de chaleur. Peu à peu la sternutation devient et plus fréquente et plus ennuyeuse. A la sécheresse nasale succède un flux copieux de mucus ou pituite, liquide glaireux d'une saveur saline, qui augmente l'enchifrènement. Les yeux deviennent larmoyants et troubles, languissants et rouges. La voix est sourde et nasonnée ; la perception des odeurs et des saveurs, imparfaite ou nulle ; la tête, lourde et pesante. Une douleur gravative siége fixement dans les narines, à la racine du nez et entre les deux yeux. Le cerveau, enrayé mécaniquement dans ses fonctions, n'a plus que des perceptions confuses, partant n'engendre que des idées obtuses. La respiration nasale est tantôt bruyante, tantôt difficile, tantôt impossible. Dans ce dernier cas, le patient, afin de pouvoir humer librement l'air atmosphérique, reste la bouche béante pendant la veille et surtout pendant le sommeil. Chez l'enfant à la mamelle, la face s'injecte et devient violacée ; la succion est interrompue au bout d'un instant. A force de moucher, les ailes du nez et la lèvre supérieure s'enflamment, rougissent, se gercent et s'érodent douloureusement. La muqueuse, qui tapisse les conduits et les sacs lacrymaux, se gonfle. D'abondantes larmes gagnent le sillon nasal et roulent sur les joues qu'elles enflamment. Enfin, du 3e au 6e jour, les étourdissemens, les tintouins, la pesanteur de tête et la douleur frontale diminuent à mesure que le mucus, primitivement limpide, devient plus épais, blanchâtre, jaune verdâtre, et qu'il apparaît de temps en temps parsemé de stries rougeâtres ou sanguinolentes. Comme on dit vulgairement, le rhume pourrit alors, c'est-à-dire que l'inflammation s'éteint. Bientôt la sensibilité du goût et de l'odorat est recouvrée ; la respiration devient de plus en plus facile ; l'intelligence affaiblie recouvre toute son ancienne énergie ; en un mot, tout revient insensiblement à l'état normal. Cependant, comme toutes les inflammations aiguës, le coryza peut passer à l'état chronique (*rhinorrhée*). Alors l'écoulement des mucosités persiste. Celles-ci ont le plus ordinairement une odeur d'empois (*amidon cuit*), quelquefois une odeur fétide que l'on désigne vulgairement par le nom de *punaisie*. La stagnation des pituites et l'action de moucher entretiennent une sub-inflammation de la pituitaire. Cette muqueuse offre tout d'abord à l'observateur minutieux, soit une rougeur intense, soit un rouge sombre; plus tard une teinte pâle, blafarde, un épaississement notable, un ramollissement particulier, et presque toujours de petites ulcérations qui sécrètent un mucus puriforme, et qui finissent par perforer la cloison du nez. Enfin l'intérieur des narines exhale une odeur repoussante, qui a fait donner à cet état morbide le nom d'*ozène* (1). On peut facilement s'assurer des perforations à l'aide d'une sonde recourbée, ou avec une aiguille de bas détrempée, arquée convenablement et introduite par l'une des deux narines.

Diagnostic différentiel. — Au début, le rhume de cerveau peut être confondu, soit avec la lourdeur de tête qui suit un refroidissement léger, soit avec le simple éternuement qui est souvent l'indice d'une fièvre maligne ou d'une maladie pestilentielle (*grippe*).

Le *pronostic* du rhume de cerveau aigu est géné-

---

(1) *Etymologie*. Le mot *ozène* vient du grec OZAÏNA. R. OZÔ, exhaler une odeur, sentir mauvais, puer.

L'*ozène* est légalement un cas de réforme militaire, et, pour de bonnes raisons, un grand obstacle à l'union des sexes.

Je parlerai en temps et lieu des *ozènes* scrofuleux et syphilitique.

6

ralement peu fâcheux; mais le rhume de cerveau chronique peut être accompagné ou suivi d'ulcéra-tions redoutables, de caries osseuses et d'excrois-sances polypeuses incurables. Le rhume de cerveau aigu a son *siége* apparent dans les fosses nasales, et son *siége* anatomique dans le tissu même de la pitui-taire enflammée ou injectée. Sa *marche* comprend ordinairement 2 jours de malaise, 2 jours d'augment et 5 jours de déclin. Sa *durée* moyenne est de 5 jours, et sa *terminaison* est très souvent une guérison radi-cale. La *convalescence* est presque nulle, les *récidives* sont très fréquentes, et les *complications* consistent, chez les individus sanguins ou pléthoriques, en des troubles cérébraux inquiétants. Comme je l'ai dit plus haut, les *suites* du rhume de cerveau chronique sont seules redoutables.

Divisions. — I. **Espèces** inflammatoires :

1º Rhinite *simple ou aiguë*,

2º Rhinorrhée (*rhinite chronique*).

II. **Variétés** constitutionnelles :

1º Rhinite et rhinorrhée *scrofuleuses*,

2º   —   *syphilitiques*, *etc.*

Traitement médico-hygiénique. — Éviter le froid; coiffure et chaussure chaudes; diète légère; etc.

T. médico-pharmaceutique. — Si le rhume dé cerveau est la suite d'un refroidissement subit, faites usage d'une tisane sudorifique et laxative.

Exemple : P. Racine de Guimauve . 16 grammes (1[2 *once*),
— de Réglisse . . 4 grammes (*un gros*),
Feuilles de Séné . . 8 grammes (1[4 *d'once*).

M. F. Pour un litre d'eau ordinaire. — Faites cuire dix minutes. — Passez. — Buvez à volonté.

Quand la langue est blanche, jaunâtre, pâteuse, et la bouche amère, on peut toujours recourir à un purgatif quelconque et rarement à un vomitif; car il faut se souvenir que le vomitif est funeste à tous les âges. Il suscite une vive inflammation de l'estomac, laquelle conduit parfois au cancer de cet organe; il détermine toujours une forte conjestion cérébrale et souvent des hernies incurables.

T. médico-chirurgical. — Le rhume de cerveau chronique (*simple, scrofuleux ou syphilitique*) réclame l'emploi des injections astringentes, des caustiques faibles, des révulsifs énergiques (*vésicatoire ou cautère*).

Injection (P. Eau de Rabel . . 1 gram. (18 *grains*),
astringente. (— de Roses . . 64 gram. (2 *onces*).

Mêlez. — Agitez. — Injectez le mélange dans les narines avec une seringue de verre.

Injection ⎰ Azotate d'argent crist. 5 centigram. (1 *grain*),
caustique. ⎱ Eau distillée . . . . 64 gram. (2 *onces*).

Faites dissoudre le sel dans l'eau distillée, et pratiquez des injections dans les fosses nasales.

4ᵉ Genre.

STOMATITE. — MAL DE BOUCHE.

Définition. — La stomatite (*inflammation de la membrane muqueuse qui tapisse l'intérieur de la bouche*) est caractérisée par des rougeurs lie de vin, qui sont parfois très apparentes à la surface interne des joues, et par une vive douleur, que le contact des liquides et des corps solides surexcite.

Synonymes. — *S. grec :* É TOU STOMATOS PHLEGMASIA ; — *latin* : oris inflammatio ; — *italien* : infiammazione della bocca ; — *allemand* : Mundkheit. — *français* : maladie ou inflammation de la bouche, douleur dans la bouche, mal rouge.

Étymologie. — Stomatite est formé du grec STOMA, bouche ; et de *ite*, qui, en composition et à la fin des mots, exprime une inflammation.

Causes prédisposantes. — Température chaude et

humide; lieux humides; encombrement dans un
lieu chaud, humide, mal aéré; enfance; malpropreté; misère; lait tourné, aigri; viandes putréfiées
ou salées; longue privation de pain et de légumes;
eaux corrompues; embarras gastrique; mauvaises
digestions; constitution cachectique; etc.

Causes occasionnelles. — Caustiques solides ou liquides (*pierre infernale*, *créosote*); succion d'un sein
malade; un objet ou un instrument malpropre introduit dans la bouche; effervescence du sang; alimens âcres, acides, poivrés; dentition; carie d'une
dent; début d'une fièvre éruptive; etc.

Prodrômes. — Du 1er au 5e jour, le premier degré
de la stomatite aiguë, maladie propre à tous les âges,
s'annonce d'abord par un sentiment d'ardeur et de
sécheresse localisé dans la cavité buccale; puis par
une rougeur lie de vin ponctuée ou disséminée par
plaques à la surface interne ou postérieure des lèvres, sur les gencives, en dedans des joues, sous et
sur la langue (1), sur les bords (2) et à la pointe
de cet organe. Enfin, une salivation copieuse accom-

---

(1) Dans les papilles calicinées et les glandules postérieures.

(2) Dans les papilles caliciformes et coniques.

pagne ou suit toujours le début de cette affection.

Symptômes. — Le 2ᵉ degré (*du 5ᵐᵉ au 6ᵉ jour*) est reconnaissable au gonflement partiel ou général du tissu cellulaire lâche, qui est situé sous la muqueuse buccale, et à l'impression qu'y laissent les dents, impression appréciable à l'aide de la pulpe du doigt indicateur. La fièvre est presque nulle; la langue un peu chargée; la bouche fétide; l'haleine aigre. Une douleur cuisante règne dans toute la cavité buccale. Un léger souffle, le mouvement de la langue ou de la mâchoire inférieure, le glissement des dents, le contact d'un corps liquide ou solide, chaud ou froid, tout l'exaspère. Si l'inflammation persiste un long temps, la muqueuse s'érode enfin (*chute de l'épithélium*), s'ulcère légèrement, et les petites ulcérations superficielles, irrégulièrement arrondies, après avoir causé une douleur extrême, se cicatrisent naturellement dans l'espace de quelques jours (*du 6ᵉ au 9ᵉ*).

STOMATITE PSEUDO-MEMBRANEUSE.

Cette stomatite consiste dans la formation de pellicules grisâtres. Celles-ci surgissent dans les mêmes endroits que les rougeurs de la stomatite simplement inflammatoire. L'intérieur de la bouche est plus douloureux et l'haleine plus fétide que dans la stomatite précédemment décrite. Les glandes et les ganglions sous-maxillaires sont engorgés et douloureux à la pression. La salivation est abondante, et l'expuition très fréquente. Les pellicules ou fausses membranes se décollent en partie, flottent longtemps dans la cavité buccale, finissent par tomber du 6ᵉ au 9ᵉ jour, et ne se reproduisent plus.

STOMATITE APHTEUSE. — APHTES.

Etymologie grecque : ΑΡΗΤΑΪ, aphtes. R. ΑΡΤÔ, je brûle, j'enflamme.

Symptômes. — Cette inflammation, la plus fréquente des maladies de la bouche, est caractérisée par une rougeur ponctuée et très circonscrite de la muqueuse buccale. Sur chaque point rouge surgit une vésicule qui se remplit d'une sérosité jaunâtre. Elle crève bientôt, et laisse après elle une petite ulcération très douloureuse, peu profonde, d'une forme circulaire, à liséré d'un rouge violacé, à bord raccorni, à fond jaune verdâtre et tapissé par une pellicule pultacée. Chaque ulcération se cicatrise naturellement.

STOMATITE CRÉMEUSE. — MUGUET ou MILLET.

Le muguet, maladie contagieuse, est une espèce d'aphte. On l'appelle vulgairement ainsi à cause de la ressemblance grossière qu'il y a entre les fleurs du muguet et les végétations blanchâtres qui surgissent dans la bouche.

Description. — De nos jours, on doit entendre par le mot muguet, une maladie qui a son siège dans la cavité buccale, et qui consiste dans la production d'un végétal microscopique (*G. sporotricum*), cryptogame parasite et analogue aux champignons.

Il naît sous l'épithélium et finit par s'étaler à la surface de la muqueuse, tantôt sous forme de petite plaque d'un blanc laiteux, tantôt sous forme de petite arborisation ramifiée, tantôt sous forme de petite masse amorphe qui, dans ce dernier cas, ressemble assez bien à un grumeau de lait caillé. Le muguet est souvent le premier apanage morbide des enfans à la mamelle, et, quelquefois, le dernier lot des vieillards cacochymes.

STOMATITE HYDRARGYRIQUE,

OU CRACHEMENT MERCURIEL.

Étymologie grecque. — Hydrargyrique est formé

de ᴜᴅôʀ, eau, liquide en général; ᴀʀɢᴜʀᴏs, argent; argent liquide ou mercure.

Causes. — Abus des préparations mercurielles. — Couleurs (*vermillon*). — Exploitation du mercure.

Symptômes. — Pâleur générale de la muqueuse qui tapisse l'intérieur de la bouche; gonflement des gencives qui offrent, au niveau du collet de chaque dent, un liséré d'un rouge livide; saveur métallique; salivation abondante, caractéristique; gonflement énorme de la langue qui remplit la cavité buccale; gonflement du tissu cellulaire sous-muqueux qui présente souvent des dépressions correspondantes à chaque dent; tuméfaction des glandes parotides, sous-maxillaires, sub-linguales et des ganglions lymphatiques du cou; ébranlement des dents; ulcérations larges, irrégulièrement arrondies, souvent profondes, couvertes d'une pellicule blanchâtre étalée sur les gencives, sur les côtés de la langue et à la surface interne des joues; haleine d'une fétidité repoussante; bouffissure de la face; pouls accéléré; inappétence; coliques, diarrhée et excrémens verdâtres; pâleur et faiblesse générales; tatouage de la peau (*roséole mercurielle ou hydrargyrie*); enfin, dans les cas graves, appauvrissement du sang, tremblement mercuriel, gangrène des parties molles, dénudation, carie et nécrose des os eux-mêmes.

TRAITEMENS.

Stomatite simple.— *T. hygiénique.*— Une fois pour toutes, comme dans toute maladie, éloignement de la cause positivement connue ou présumée.

T. pharmaceutique. — Tisane d'orge, Q. S.

St. pseudo-membraneuse. — aphteuse. — crémeuse.

T. hygiénique. — Bonne nourriture; vin; eau pure et air salubre.

T. pharmaceutico-chirurgical.

    P. Eau dist. de Roses.   . . 125 gram. (114),
        Azotate d'argent fondu.   5 centigram. (1 *grain*).
Se gargariser à volonté.

St. hydrargyrique. — *Traitement.* — Suppression des préparations mercurielles (*Pommade mercurielle double, pilules mercurielles ou hydrargyriques, iodure de mercure, etc.*). — Changement de profession (*peintre, coloriste, étameur de glaces, doreur au mercure, fabricant de baromètres et de thermomètres, etc.*). — Purgatif (*eau de Sedlitz, sulfate de soude*). — Pastilles de fer. — Eau ferrée (*clous dans de l'eau ordinaire*).

5ᵉ Genre.

AMYGDALITE. — MAL DE GORGE.

Définition.— L'amygdalite (*inflammation des amygdales et de la membrane muqueuse qui tapisse l'arrière bouche et le pharynx*) est caractérisée par une grande gêne de la déglutition (*difficulté d'avaler*) et de la respiration.

Synonymes. — *S. grec* : SUNAGCHÈ OU KUNAGCHÉ (*pr. kunankê*); — *latin* : angina; — *italien* : squinanzia; — *allemand* : Bräune; — *français* : inflammation de la gorge, amygdales ou tonsilles enflées, angine tonsillaire, luette enflée, esquinancie, esquilancie, pharyngite, amygdalite, glandes framboisées.

Étymologie. — Angine vient du latin *angina*; fait de *angere*, étrangler, suffoquer. — Amygdalite est formé du mot grec AMUGDALÈ, amande; parce que les deux amygdales ressemblent assez bien à deux amandes ordinaires. Ces glandes sont situées de chaque côté de l'isthme du gosier, à la base de la langue et entre les piliers du voile du palais.

Causes, prodrômes, symptômes. — Soit à la suite d'un long refroidissement de la tête, du cou ou des

pieds ; soit, le corps ruisselant de sueur, après l'absorption rapide d'un liquide réfrigérant, tel que la
bière, la limonade gazeuse, etc.; l'imprudente victime éprouve, au bout d'un temps plus ou moins long,
une gêne légère de la déglutition, une tension et
une douleur poignante d'un côté ou des deux côtés
de la face et en dedans des angles de la mâchoire inférieure ; enfin, un sentiment de sécheresse, d'ardeur et de douleur dans l'arrière-gorge.

Du 2e au 5e jour, la gêne indiquée devient de plus
en plus grande. Chaque fois que l'on exécute volontairement le mouvement de déglutition, on perçoit la
sensation d'un corps qui obstrue l'isthme du gosier.
La fièvre s'allume ; l'arrière-bouche s'enflamme ; les
amygdales s'engorgent insensiblement ; la luette
s'infiltre, et, obéissant aux lois de la pesanteur, elle
multiplie irrésistiblement, par des titillations répé-
tées, le besoin d'une pénible déglutition. Celle-ci
est accompagnée d'une antéflexion de la tête et
d'une grimace particulière, résultant de la sensation
douloureuse d'un corps énorme qui semble écarter
les angles de la mâchoire inférieure, perforer les
oreilles, porter en avant le larynx (*pomme d'Adam*)
et refouler en arrière la colonne vertébrale. Cepen-

dant la muqueuse et les glandes enflammées sécrètent plus abondamment un mucus altéré qui est reje-
té par le crachement. Bientôt la langue se charge
de saburre, l'inappétence suit, et l'haleine est fétide.
Le timbre de la voix change et devient caractéristique (*son guttural ou voix nasillarde*). Si la tuméfaction
des deux glandes est considérable, l'embarras de la
respiration est extrême. Il plonge le malade dans
une angoisse inexprimable. La face est vultueuse,
quelquefois violacée. La suffocation semble imminente. Cette triste situation reste ordinairement stationnaire pendant trois jours. Alors, si toutefois la
constitution du malade ne renferme pas le germe
d'un vice humoral funeste, la résolution commence
et se continue lentement (*du 6ᵉ au 9ᵉ jour environ*).
Mais le sujet est-il lymphatique ou scrofuleux? L'a-
mygdalite devient phlegmoneuse, et une suppuration abondante est l'effervescence inévitable d'une
telle constitution. Une douleur gravative et fixe, des
frissons fréquents sont les signes avant-coureurs de
la formation d'un abcès, tumeur molle et fluctuante qui renferme un liquide purulent dont la rupture naturelle ou l'ouverture artificielle est nécessaire pour obtenir une cure radicale. Si la résolution

simple, ou la terminaison purulente, ne met point une fin rapide à tant de phénomènes progressifs, l'amygdalite passe à l'état latent ou chronique; c'est-à-dire que l'inflammation, rétrocédée partiellement dans les parties environnantes ,. laisse pour toujours les amygdales plus ou moins engorgées, plus ou moins tuméfiées. Reste une gêne habituelle de la déglutition, un changement permanent de la voix et une plus ou moins grande surdité due à l'oblitération de l'orifice de la trompe d'Eustachi, conduit de l'air qui met l'arrière bouche en communication avec la caisse du tympan. Les individus affectés d'amygdales volumineuses offrent une physionomie singulière. En effet, l'air respirable ne pouvant passer librement par les fosses nasales également obstruées, ils sont forcés, pour éviter l'asphyxie, de rester la bouche béante. Alors, comme remède ultime, j'ai vu maintes fois pratiquer l'excision des amygdales à l'aide de la guillotine de Fahnestock.

Diagnostic, etc. — Ici, les yeux sont les instrumens principaux d'un *diagnostic* positif. Le *siége* et l'aspect framboisé des amygdales enflammées sont connus de tout le monde. La *marche* est celle de toute inflammation franche et régulière. Le *pronos-*

tic est défavorable. Néanmoins, grâce à un traitement prompt et rationnel, cette lésion organique
n'est jamais de longue *durée*. Elle est rarement mortelle. Mais les *récidives* peuvent être fréquentes, la
convalescence interminable, et les *suites* nécessiter
la ponction ou l'excision de ces glandes inutiles.

Traitement hygiénique. — Chaussures et vêtemens
chauds. — Séjour au lit. — Diète sévère; etc.

T. pharmaceutique. — P. Feuilles de Ronces 16 grammes,
Pour 1 litre d'eau bouillante. — Laissez infuser pendant un
quart d'heure. — Passez et ajoutez :

Alun pulvérisé . . . . 1 gramme (18 *grains*),
Sirop de Mûres . . . . . . 125 grammes (1|4).
Agitez. — Gargarisez ou buvez à volonté.

P. Borax . . . . 4 grammes (1 *gros*),
Eau dist. de Plantain . . . . 125 grammes (1|4),
Miel rosat . . . . 32 grammes (1 *once*).
Pour gargarismes.

P. Bain (Eau chaude . . . Q. S.
de pieds. \ Moutarde noire . . 125 grammes (1|4).

T. chirurgical. — 1º Ventouse sèche à chaque angle de la mâchoire inférieure. — 2º Sangsues et cataplasmes (*voir Otite, échelle, etc.*). — 5º Saignée,
si le sujet est très sanguin.

6ᵉ Genre.

BRONCHITE. — RHUME DE POITRINE.

Définition. — La bronchite *(inflammation de la membrane muqueuse qui tapisse l'intérieur de la trachée ou grand conduit de l'air, des bronches ou conduits moyens de l'air, des dernières ramifications bronchiques ou petits conduits de l'air, et des vésicules pulmonaires ou extrémités des conduits de l'air)* est caractérisée par une toux fréquente, par une expectoration abondante et par une oppression inquiétante.

Synonymes.—*S. grec:* KATARROUS, fluxion d'humeur, catarrhe; — *latin :* epiphora; — *italien :* catarro; — *allemand :* Katarrh; — *français:* catarrhe pulmonaire, rhume de poitrine, rhume négligé, chaud et froid, toux, influenza, mauvais rhume, bronchite vulgaire.

Étymologie. — Bronchite vient du grec BRONCHOS (*pr. bronkosse*), bronches ou conduits de l'air. Ce sont des tubes qui se rendent dans les poumons, et qui, dans l'acte de la respiration, servent à l'introduction et à la sortie de l'air atmosphérique. Dans

le glossaire médical, la terminaison *ite* signifie inflammation.

Causes prédisposantes.—Air humide et froid ; printemps, automne, hiver ; lieux bas et humides ; hérédité ; tous les âges et tous les sexes y sont sujets ;
tempérament lymphatique (*peau blanche*) ; constitution grêle, chétive ; professions pénibles ; vêtemens légers ; etc.

Causes occasionnelles. — Courant d'air froid sur le
corps en sueur ; travail excessif ou marche forcée ;
refroidissement subit ; ingurgitation d'une boisson
glacée (*bière, limonade, eau ordinaire, etc.*) ; passage
d'une chambre très chaude dans un milieu très froid
(*cave, rue*) ; maison humide ; chaussures humides
ou vêtemens mouillés ; suppression d'un exutoire ;
chant, cris, parole soutenue ; corps étrangers et
poussières diverses voltigeant dans l'air et aspirés
dans les poumons ; fumée du tabac ; etc.

Prodrômes. — La bronchite bénigne, maladie
extrêmement fréquente et propre à tous les âges, est
bornée la plupart du temps aux prodrômes. Elle débute ordinairement comme le rhume de cerveau
commence. Comme toute inflammation aiguë, elle
s'annonce par une triple sensation de chaleur, de

7

frisson, de sueur. La physionomie subit une légère modification, le goût s'émousse, l'appétit diminue, et le malade accuse un malaise général. L'embarras progressif des conduits de l'air augmente la difficulté de respirer, la sensation de sécheresse suit, puis survient une toux quinteuse qui détermine un tiraillement douloureux dans l'intérieur de la poitrine et de vagues douleurs dans les côtés. Cette toux est d'abord sèche; et, peu de temps après, elle est accompagnée ou suivie de crachats muqueux, filants, qui, du 1ᵉʳ au 6ᵉ jour, deviennent épais, grisâtres, jaunâtres. Ils restent stationnaires pendant un certain temps et se tarissent à la fin presque inopinément.

Symptômes. — Si la bronchite aiguë doit être intense, alors les horripilations se multiplient, le mal de tête augmente, la fièvre s'allume, un coryza concomitant rend l'esprit lourd, et les yeux rouges et pleureurs. La langue se couvre d'un enduit blanchâtre, le goût s'émousse et l'appétit se perd. Une douleur obtuse, avec sentiment de chaleur, d'ardeur, de sécheresse, siége fixement derrière le grand os de la poitrine (*sternum*). A chaque inspiration, une douleur lancinante semble perforer les deux épaules. La toux quinteuse devient de plus en plus insupportable le soir et surtout le matin. Elle est sèche, déchirante, sonore, éclatante, sifflante... Elle est accompagnée d'un ébranlement général qui laisse souvent après lui des déplacemens incurables (*hernies*) ou des ruptures vasculaires mortelles (*anévrysme, apoplexie*). Bientôt, l'inflammation gagnant le larynx (*laryngite*), la voix devient voilée, rauque, enrouée. A l'aide de l'AUSCULTATION (*action d'écouter avec l'oreille*), on perçoit dans les poumons un bruit caractéristique, c'est-à-dire un bruit sec, vibrant, sonore, ronflant, bruyant, sifflant, appelé râle sibilant (*ronchus sibillans*). On l'entend parfois à une grande distance. La PERCUSSION (*action de frapper avec les doigts*) fait entendre le son retentissant de l'état normal. Du 3ᵉ au 6ᵉ jour, la toux est accompagnée ou suivie d'un rejet de crachats successivement muqueux, blancs, laiteux, filants, visqueux, grisâtres, et parfois striés de sang. Peu à peu l'expectoration est moins fréquente, la poitrine moins douloureuse, l'oppression moins inquiétante. La fièvre s'apaise; et les crachats offrent, au déclin de la maladie, une grande consistance et une nuance jaune-verdâtre. A cette période, l'auscultation accuse à

l'oreille un craquement spécial, dit râle sous-crépi-
tant, râle muqueux ou râle bronchique, et le retour
lent, mais progressif, du souffle normal (*respiration normale, bruit respiratoire naturel, bruit vésiculaire, murmure vésiculaire*). Quelquefois, chez les
enfans et les vieillards, l'inflammation gagne les
vésicules pulmonaires, les mucosités interceptent
l'accès de l'air et déterminent souvent une asphyxie
promptement mortelle. Quand une guérison radicale
n'est point la suite heureuse d'un traitement rationnel trop tardif; quand l'incurabilité est le fruit mérité d'une négligence impardonnable, d'une avarice
coupable ou d'une stupide ignorance; alors les enfans, les vieillards, les sujets délicats, les personnes à chair flasque, à peau mince et très mobile, les
femmes lymphatiques, tous incurablement affectés,
sont sans cesse tourmentés par une toux opiniâtre,
par une expectoration incessante, par une dyspnée
étouffante, par une insomnie presque continuelle. La
moindre vicissitude atmosphérique, le moindre excès
amène, par-ci par-là, une recrudescence subaiguë.
En un mot, des récidives fréquentes minent insensiblement la frêle constitution de toutes ces victimes
qui, passant tristement par tous les degrés de la

fièvre hectique et du marasme, s'acheminent pré-
maturément vers une mort inévitée et désormais
inévitable.

Reposant sur des symptômes si extraordinaires,
le *diagnostic* me semble facile même pour un homme doué d'une faible intelligence. Le *pronostic*, basé
sur les complications, est grave chez les enfans et chez
les vieillards. La description des phénomènes morbides fait connaître le *siége*, la *marche* et la *durée* approximative de cette affection. Une guérison heureuse est la *terminaison* ordinaire des cas qui, dès le
début, ont été traités rationnellement. La *convalescence*
est tantôt courte, tantôt prolongée. Les *récidives* sont
fréquentes et leurs *suites* souvent funestes.

Traitement hygiénique.— Voyez amygdalite, p. 95.

T. pharmaceutique. — Tisane pectorale :

P. Fleurs et fruits pectoraux . . 52 grammes (1 *once*).
M. F. Pour 1 litre d'eau commune. — Faites cuire pendant
1¡4 d'heure. — Passez. — Edulcorez (*sucrez*) avec :
  Sp. de Gomme . . . . 125 grammes (1¡4),
  id. Diacode . . . , . . . 52 grammes (1 *once*).
Une tasse toutes les heures.

T. chirurgical. — 1° Sangsues sur la poitrine
(*voir Otite*, p. 68.); 2° Vésicatoire volant, dit em-

plâtre chaud, entre les deux omoplates (*derrière le dos*), au bras ou sur la face antérieure de la poitrine.

Si le sujet est très sanguin (*pléthorique*); si la maladie est grave et semble devoir être rebelle; pratiquez ou faites pratiquer la saignée du bras.

7ᵉ Genre.

CROUP. — MALADIE DU TUBE DE L'AIR.

Définition. — Le croup (*inflammation de la membrane muqueuse qui tapisse le larynx, la trachée-artère et les grosses bronches*) est caractérisé anatomiquement par la présence d'une pseudo-membrane dans les voies aériennes (1), et physiologiquement par une toux quinteuse, rauque, caractéristique, que l'on désigne sous le nom de TOUX CROUPALE.

Synonymes. — *S. écossais* : roup; — *français* : as-

---

(1) C'est-à-dire, par la formation d'une pellicule fibrineuse, dite fausse-membrane, qui est le résultat de la concrétion des mucosités. C'est un tissu vivant qui s'organise à la surface de la membrane muqueuse des voies respiratoires lorsqu'elle est enflammée, et qui finit ordinairement par obstruer les conduits de l'air et occasionner l'asphyxie par suffocation.

thme des enfans, esquinancie membraneuse, cri du coq.

Étymologie. — Croup vient de l'écossais ROUP. Ce mot ne vient-il pas plutôt de l'italien GROPPO (qui signifie nœud, groupe, tourbillon), soit parce que le malade accuse au cou une gêne circonscrite, soit parce que, à chaque accès de toux, il se roule sur lui-même, il se pelotonne, il se recroqueville? On dit vulgairement: il a le groupe, il se met en groupe.

Causes prédisposantes. — Influence épidémique inconnue dans son essence; air vicié, humide et chaud; printemps; habitation humide, malpropre; alimentation mauvaise; enfance (*de 1 à 7 ans*); sexe masculin; constitution délicate; etc.

Causes occasionnelles. — Impression subite d'un courant d'air très froid; refroidissement lent; langes ou vêtemens mouillés; poussières et gaz irritants; objet malpropre introduit dans la bouche; etc.

Je vais décrire une maladie redoutable, le CROUP, triste lot de l'enfance! que l'incurie maternelle et l'ineptie des médicastres rendent, hélas! trop souvent mortelle....

Prodrômes. — Du 1er au 5e jour, les petits malades, affectés d'abord d'une toux légère, se plaignent ensuite d'une grande difficulté d'avaler ; ou bien ils accusent au toucher une douleur vague dans les glandes sous-maxillaires et le long du cou, lequel est parsemé de ganglions lymphatiques engorgés. Cette angine augmente lentement, et les mères, insouciantes ou sans méfiance, abandonnent à la nature le soin de la guérison d'une maladie qui ne tarde pas à devenir invincible.

Symptômes. — En effet, du 3e au 6e jour environ, la fièvre primitive augmente, l'intérieur de la bouche s'enflamme, des pellicules pseudo-membraneuses s'étalent successivement à la surface de la muqueuse buccale, sur le voile du palais, sur les amygdales, tapissent l'arrière-bouche (*pharynx*), pénètrent enfin dans le larynx (*organe de la voix*) et dans la trachée-artère (*grand conduit de l'air*). Alors l'appétit commence à diminuer, la gaîté abandonne le petit malade et fait place à l'abattement. La toux prend bientôt un timbre métallique, devient sifflante, quinteuse et rauque. C'est alors la véritable toux croupale ou caractéristique. A mesure que la fausse membrane s'épaissit au sein du larynx, la voix s'affaiblit, baisse de plus en plus, devient sourde et insonore, l'enrouement progresse et conduit en définitive à l'aphonie (*perte de la voix*). La dyspnée devient plus intense; l'oppression redouble et menace souvent de suffocation ou de strangulation une innocente victime. Cependant la toux lutte mécaniquement contre l'obstacle redoutable, et parfois elle expulse victorieusement des lambeaux de fausse membrane, qui ont souvent une forme tubulaire. Leur sortie semble donner à l'air un libre accès dans les poumons. Néanmoins l'inspiration et l'expiration sont prolongées, difficiles et presque insensibles. Un râle (*bruit analogue au cliquetis d'un drapeau flottant*), occasionné par la vibration de quelques valvules pseudo-membraneuses, se fait entendre même à distance. La coarctation et l'obstruction du tube laryngien interceptent progressivement le passage de l'air atmosphérique. Enfin les poumons, privés de leur aliment habituel, cessent de fonctionner régulièrement; et le sang noir ou carboné, ne subissant plus une régénération complète, va lentement asphyxier le cerveau. Celui-ci, manquant lui-même d'un stimulant suffisamment énergique, s'engourdit et plonge dans la somnolence un être infortuné que la vie ne tarde point d'abandonner, soit subitement, soit, après une navrante agonie, au milieu des plus affreuses convulsions.

Le *diagnostic* du croup est difficile au début ; mais l'étude comparative du croup et de la coqueluche aplanit les difficultés. Le *pronostic* (1) doit malheureusement annoncer que cette maladie est presque constamment mortelle. Le *siége*, la *marche*, la *durée* approximative, la *terminaison* viennent d'être indiqués dans l'énumération des symptômes.

Traitement hygiénique. — Voyez plus haut.

T. pharmaceutique. — Dès les premiers jours :

1º P. Eau distillée de Plantain .   . 125 grammes (1|4),
Borax *(borate de soude)* .   . 1 gram. (18 *grains*),
Miel rosat.   .   .   .   . 52 grammes (1 once).

Pour gargarismes (*c'est-à-dire pour laver ou rincer la bouche et sans avaler*).

2º P. Pastilles au calomel.   .   .   .   .   . Nombre — 2.

Tous les quarts d'heure, donnez le 1|4 d'une pastille, jusqu'à effet purgatif.

3º Ou bien P. Sirop d'Ipéca . . . 64 grammes (2 *onces*).

De quart d'heure en quart d'heure, administrez-en une cuillerée à café, jusqu'à effet vomitif.

T. chirurgical. — 1ᵉʳ jour : Sangsues à la région

---

(1) La science du *pronostic*, dit Reydellet, est la science des médecins observateurs ; c'est elle qui distingue l'homme profond et réfléchi du simple routinier.....

du cou (*voir Otite*, *échelle*, *etc.*). — 2° Une mouche
de Milan au bras ou derrière le cou.

Enfin, s'il n'y a plus guère d'espoir, ayez recours
à la trachéotomie (*Mr Trousseau*), opération, hélas !
si incertaine.....?

— ✦ —

8ᵉ Genre.

COQUELUCHE,

OU MALADIE DES CONDUITS DE L'AIR.

Définition. — La coqueluche, maladie épidémique, contagieuse, propre à l'enfance, est caractérisée au début par une inflammation simple de la
muqueuse bronchique, et plus tard par les accès ou
quintes d'une toux spasmodique. Cette toux consiste
d'abord en une inspiration prolongée et un sifflement spécial, puis en une expiration subite et saccadée : celle-ci est ordinairement accompagnée d'un
écoulement glaireux ou suivie d'une expectoration
abondante de mucosités filantes, et, quelquefois, de
vomituritions.

Synonymes. — *S. grec :* BÉX, toux ; — *latin :* cu-

cullatus morbus ; — *italien* : cappuccio ; — *français* : coqueluchon, coquelicot, faux croup , chant du coq ; — *allemands* : Keichhusten , Mönchskappe.

Étymologie. — Coqueluche vient du mot français coqueluchon ou capuchon, du grec ᴋᴜᴋʟᴏs , cercle ; parce qu'il forme un cercle autour du visage. Les anciens médecins le conseillaient , dit-on , pour préserver ou pour guérir d'une toux spéciale que l'on a appelée depuis coqueluche. Quelques érudits soutiennent que ce mot vient de Coquelicot, nom d'une plante calmante (1) qui était vantée jadis contre la toux rebelle que je viens de citer.

Causes prédisposantes. — Variation subite et extraordinaire de l'atmosphère ; air froid , humide, miasmatique ; pays humide et froid ; jeune âge ; sexe masculin ; constitution grêle ; état de misère ; etc.

Causes occasionnelles. — Passage subit du chaud au froid ; action d'un courant d'air sur tout le corps ; langes ou vêtemens mouillés ; bain ou lotion froide; boisson glacée ; poussières ou gaz irritants.

Prodrômes. — Pendant les 3 premiers jours, la coqueluche , maladie en général propre à l'enfance

---

(1) Le Pavot rouge ou Ponceau (*papaver puniceus vel rhœas*).

et rare dans la vieillesse , commence par une simple bronchite, c'est-à-dire par un simple rhume de poi‑trine qui se compose d'une toux ordinaire et du re‑jet de crachats écumeux.

Symptômes. — Du 5ᵉ au 9ᵉ jour, la toux devient successivement convulsive , saccadée, quinteuse et sifflante. Parfois elle imite l'aboiement ; d'autrefois elle a un timbre rauque , caverneux, connu de tout le monde. Le soir, au milieu de la nuit ou sur le matin, les malades se réveillent en sursaut et sont pris subitement d'un accès de toux incoercible. Elle plonge ces malheureux dans la terreur et l'angoisse. Dès-lors nocturne et diurne, cette toux, dite férine, se compose d'une inspiration lente, difficile. Elle est accompagnée d'un sifflement caractéristique et suivie d'une expiration convulsive, brusque, rapide , sacca‑dée, multiple, et, en apparence, interminable.. A par‑tir de l'accès, plusieurs quintes se suivent rapidement, et se terminent par la sortie d'un liquide glaireux, filant et limpide, par la régurgitation des boissons et des alimens, ou par de vains efforts de vomissement. Au retour de chaque accès, pendant chaque quinte, le patient suspend sa marche , et, la face penchée vers la terre, il se serre la tête entre les deux mains, ou bien il l'appuie contre un tuteur étranger. Quelquefois, quand la toux est des plus violentes, les urines, les excrémens mêmes s'échappent involontairement. Leur évacuation est souvent accompagnée ou suivie, soit de la chute du rectum, soit de hernies ombilicales, crurales ou inguinales très graves. Il n'est pas rare d'observer aussi la rupture d'un vaisseau de la pituitaire et un saignement de nez abondant. Pendant chaque accès, l'oreille appliquée sur les parois de la poitrine ne transmet aucun souffle respiratoire. Tout accès peut durer respectivement de une minute à un quart d'heure, et revenir chaque jour plus ou moins fréquemment. Du 9ᵉ au 15ᵉ jour environ, les quintes perdent de leur fréquence et de leur intensité; enfin la toux convulsive est remplacée par une simple toux catarrhale qui s'évanouit insensiblement. On peut s'en assurer journellement au moyen du stéthoscope qui transmet à l'oreille le son décroissant du râle terminal de la bronchite ordinaire.

La toux quinteuse, sifflante et caractéristique, rend le *diagnostic* facile Quant au *pronostic*, il doit être presque toujours favorable; surtout s'il n'y a aucune *complication* du côté du cœur et des poumons. Quoiqu'il en soit, cette maladie est toujours de longue *durée*. La description des symptômes renferme l'indication du *siége anatomique*, de la *marche pathologique* et de la *terminaison* ordinaire de cette affection vulgaire. Les *récidives* sont rares et les *suites* assez redoutables.

Traitement hygiénique. — Habitation, chaussure, vêtemens chauds. — Séjour au lit. — Aération. — Propreté. — Alimentation légère. — Isolement. — Changement de lieu afin de prévenir la contagion.

T. pharmaceutique. — Dès les premiers jours :

P. 1º Fleurs pectorales . . . . . 32 grammes (1 *once*).
Pour 1 litre d'eau bouillante . — Laissez infuser un quart d'heure. — Passez. — Édulcorez et buvez à volonté.
2º Pilules de Méglin.
Une matin et soir. — Si la toux persiste, alors :
P. 1º Racine d'Ipéca concassée 1 ou 2 gram. (1[4 ou 1[2 *gros*),
Eau commune . . . . . . 125 grammes (1[4).
M. F. Faites cuire pendant dix minutes. — Passez avec expression.— Édulcorez, et, de quart d'heure en quart d'heure, buvez par tasse jusqu'à effet vomitif.
2º Un vésicatoire volant (*N. B. entre les deux épaules*).

T. Chirurgical. — Si le sujet est pléthorique (*sanguin*), il faut, dès les premiers jours, appliquer quelques sangsues sur la région sternale (*grand os de la poitrine*). V. Otite, p. 68.

9ᵉ Genre.

EMBARRAS GASTRIQUE ET GASTRITE,

OU BOUCHE AMÈRE ET AIGREURS.

Définition. — L'embarras gastrique, prélude de la gastrite *(inflammation de l'estomac)*, est caractérisé par un dérangement particulier des voies digestives, dérangement dû à une surabondance de saburre qui résulte d'une altération légère et d'un excès de sécrétion des follicules muqueux de la membrane interne de l'estomac.

Synonymes. — *S. grec :* Ê TOU STOMATOS PIKRIA; — *latin :* os amarum, amarities, amaritudo; — *italien :* amaritudine, amarrezza, amareggiamento; — *allemand :* Bitterkeit; — *français :* embarras des premières voies, mal d'estomac, excès de bile, perte de l'appétit, amertume de la bouche; renvois acides.

Étymologie. — Embarras est composé de *em (m* devant *b* et *p*), dérivé du grec ÉN; en latin *in*, dans; et de *barre*, *(cloison, arrêt)*, fait du celte *barr*. — Gastrique vient du grec GASTRIKOS, fait de GASTÉR, ventre, estomac, gaster.

Causes prédisposantes. — Disposition générale que le vulgaire appelle échauffement ; mauvaise alimentation ; âge adulte ; tempéramens bilieux et lymphatique ; peines de l'esprit, etc.

Causes occasionnelles. — Renouvellement des saisons ; changement d'alimens (*fruits verts*) ; coups, chutes ; chagrins ; état sédentaire ; études journalières, prolongées, opiniâtres ; corps et liquides corrompus, âcres, acides, amers, irritants, indigestes, etc.

Prodrômes et symptômes. — Malaise général ; douleur de tête gravative ; fièvre progressive ; lassitude, courbature, faiblesse ; physionomie changée ; teint jaune, pâle ou blafard ; traits étirés, abattus ; yeux cernés ; diminution de l'appétit ; dégoût ; anxiété extrême ; rapports vaporeux, nidoreux ou acides ; amertume et empâtement de la bouche ; langue tapissée d'un enduit jaunâtre ou blanchâtre ; mauvaise haleine ; sensation de chaleur, de douleur, de striction, de pesanteur au creux de l'estomac ; vomituritions ou vomissemens muqueux, glaireux ou bilieux ; borborygmes ou bruits intestinaux ; gargouillement, coliques ou tranchées ; diarrhée ou cours de ventre ; sueur froide ; soif ardente ; enfin amaigrissement général.

Négligez-vous ces états morbides? De cette négligence il résultera à la fin des altérations organiques et des troubles fonctionnels peut-être incurables dans l'avenir : dégénérescence cancéreuse des membranes muqueuses de l'estomac et des intestins ; vomissemens incessants, aigres, sanguinolents ou noirâtres (*marc de café*) ; douleurs intolérables qui ont irrésistiblement poussé plus d'une victime au suicide!

L'état saburral, ou la simple inflammation de la muqueuse digestive, est en apparence une maladie bénigne au début. Cependant elle est souvent, pour un esprit perspicace, le signe avant-coureur de la fièvre muqueuse (*f. typhoïde*) et de mille autres affections futures. L'inspection de la langue rend de prime-abord le *diagnostic* irrécusable ; mais la *marche*, la *durée*, la *terminaison*, la *convalescence*, les *récidives* et les *suites* pouvant varier à l'infini, le médecin prudent doit émettre un pronostic douteux.

Division. — **Espèces** vulgaires :

La gastrite, comme la bronchite (*catarrhe*), est *aiguë* ou *chronique*.

Traitement hygiénique. — (*Voir les traitemens précédents*). — Privation des liquides alcooliques, etc.

T. pharmaceutique. — I. au début :

P. Sulfate de soude. . . . . . . 45 gram. (1 once 1|2),

   Eau commune . . . . 500 gram. (1|2 *litre*).

Agitez. — Purgatif à prendre par verrée d'heure en heure.

Ou bien : P. Elixir purgatif. . . . 45 gram. (1 *once* 1|2),

      Sirop de gomme. . . 52 gram. (1 *once*).

T. Purgatif à prendre en 2 fois, le matin à jeun et à deux heures d'intervalle.

Ou enfin : P. Racine d'Ipéca pulv. . 2 gram. (1|2 *gros*),

      Eau ordinaire. . . . . 125 gram. (1|4),

      Sirop de Gomme. . . 52 gram. (1 *once*).

M. F. Agitez. — T. Vomitif à prendre en deux fois le matin à jeun, à vingt minutes d'intervalle.

II. Mais, si la maladie est invétérée, si les vomissemens sont fréquents, alors :

P. Acide citrique. . . . . . . 1 gramme (18 *grains*),

   Eau de fontaine. . . . . 500 grammes (1|2 *litre*),

   Sirop de groseilles. . . . . 125 grammes (1|4).

Ou limonade au Citron. — Q. S.

T. A boire pendant la journée.

III. Les douleurs sont-elles atroces ?

P. 1° Pilules de Méglin. — N° 10.

T. Une matin et soir.

2° Sirop diacode. . . . . . . 52 gram. (1 *once*),

Sirop de Gomme . . . . 125 gram. (1|4).

T. Une cuillerée à café au moment des douleurs.

IV. Enfin, appliquez un vésicatoire volant ou quelques mouches de Milan au creux de l'estomac.

16ᵉ Genre.

ENTÉRO-DYSENTÉRITE.

COLIQUES. — FLUX DE SANG.

Définition. — L'entéro-dysentérite, affection épidémique et contagieuse, est caractérisée physiologiquement par des coliques, par des épreintes, par du ténesme, par la fréquence des évacuations et la nature sanguinolente des déjections alvines, et anatomiquement par une vive rougeur de la membrane muqueuse de l'intestin grêle et du gros intestin, par des ulcérations et par la présence de pellicules pseudo-membraneuses.

Synonymes. — *S. grec* : DUSENTÉRIA ; — *latin* : dysenteria ; — *italien* : dissenteria ; — *allemand* : rôthe Rûhr ; — *français* : douleurs d'intestins, mal d'entrailles avec pertes de sang, selles rouges.

Étymologie. — Dysenterie est fait du grec DUS qui exprime en général la difficulté et en médecine la douleur ; ENTÉRON, entrailles. R. ÉNTOS, en dedans ; ÉN, dans.

Causes de l'Entérite simple et chronique. — Alimentation mauvaise ; changement de pays (*acclima-*

tement).; chaleur excessive, humidité de l'air ; coups, chutes, blessures, hernies; excès de tous genres ; poisons irritants; purgatifs intempestifs, violents, multipliés; études incessantes; fièvres éruptives ; constipation ; vers intestinaux, etc.

N. B. L'ENTÉRITE SIMPLE siége dans l'intestin grêle.

Causes de la Dysenterie endémique, sporadique, épidémique. — Climats chauds, brusques changemens de température; miasmes putrides, émanations marécageuses ; alimens mauvais, eau corrompue, boissons falsifiées ; épuisement physique ; abattement moral (*panique des armées vaincues*), etc.

N. B. La DYSENTERIE proprement dite a son siége anatomique dans le gros intestin.

Symptômes. — Coliques faibles d'abord , .puis aiguës, enfin atroces; envies fréquentes d'aller à la garde-robe (*dix, vingt, trente fois dans les 24 heures*); défécation subite; premières selles abondantes; expulsion d'un mucus concret, qui apparaît sous formes de petites masses aplaties, et d'une matière liquide, glaireuse, sanguinolente (vulgairement: *feu*), qui est parsemée d'innombrables flocons de fausses-membranes ; tranchées ; tension expulsive , vaine et inexprimable, qui est malheureusement suivie trop souvent de l'extroversion du rectum (*chute du fon-dement*) ; frissons très fugitifs, partiels ou généraux; grande faiblesse , étourdissemens , titubation ou chancellement; défaillances; abattement; inappé-tence; soif inextinguible; sueur glaciale parsemant de goutelettes le front, la face, le devant de la poi-trine et l'intérieur des cuisses; faciès presque hippo-cratique, c'est-à-dire mine livide , hâve, plombée; anxiété indicible,... etc. De simples coliques annon-cent une simple inflammation (*entérite*). Mais le sang et les tranchées, sans complications d'hémorrhoïdes fluentes, assurent le *diagnostic* irrécusable de la dys-enterie. Le *pronostic* de la dysenterie épidémique est infiniment plus grave que celui du flux spora-dique. Le *siége* est connu par la définition, et la *marche*, indiquée par la description des symptômes. La *durée* dépasse plusieurs jours. La *terminaison* du flux de sang sporadique est ordinairement heureuse. La *convalescence* est quelquefois longue. Les *récidives* sont très *fâcheuses* et les *suites* souvent incurables (*dégénérescences squirrheuses, cancéreuses, etc.*).

Divisions. — I. **Espèces** entériques :

1° Entérite *aiguë*.

2⁰   —   *chronique.*

II. **Espèces** dysentériques :

1º Dysentérite *aiguë*.

2º   —   *chronique*.

III. **Variétés** :

1º Dysentérite *endémique*.

2º   —   *sporadique*.

5º   —   *épidémique*.

Traitement hygiénique.— Eloignement des causes ; changement de lieu, de nourriture ; diète sévère...

T. pharmaceutique. — Contre les coliques et la fréquence des évacuations alvines :

P. Sirop diacode. . . . . 52 grammes (1 *once*),
  id. de mûres. . . . . 64 grammes (2 *onces*),
  Eau d'Orge ou de Riz. . . . 500 grammes (1 *livre*).

T. A boire dans le courant d'une journée.

Tisanes astringentes :

1º P. Racine de Ratanhia . . . . . . 4 gram. (1 *gros*),
  —   de Réglisse . . . . 8 gram. (1|4 *d'once*),
  —   de Guimauve . . . . 16 gram. (1|2 *once*),
  Eau . . . . 1000 gram. (1 *litre*).

M.F. — Maintenez l'eau à l'ébullition (100 *degrés*) pendant un quart d'heure. — Passez avec expression et filtrez.

T. — Un verre toutes les heures.

2º P. Racine de Bistorte . . . . . 8 gram. (1|4 *d'once*),
  —   de Réglisse . . . . 8 gram. (2 *gros*),

— de Consoude . . . . . 16 gram.(1|2 *once*),

Eau . . . . 1000 gram. (1 *kilo.*).

M.F. — Faites cuire pendant dix minutes , passez par une étamine , laissez déposer et décantez (populairement: *tirez au clair*).

T. — Une tasse toutes les heures.

Si la dysenterie est rebelle:

P. Sulfate de soude. . . 45 grammes (1 *once* 1|2),

Eau douce. . . . . 500 grammes *(1 livre*).

M. F. Agitez, et, d'heure en heure, buvez par verrée jusqu'à effet purgatif.

Ou bien: P. Ipéca concassé. . 8 grammes (1|4 *d'once*),

Eau. . . . . 280 grammes (8 *onces*).

M. F. Faites cuire pendant dix minutes. — Passez avec expression. — Edulcorez et buvez par petites tasses jusqu'à effet vomitif.

N. B. Dans ce cas., les évacuans paraissent agir comme caustiques , c'est-à-dire en déterminant une irritation substitutive (*Trousseau, Pidoux, Tardieu*).

T. chirurgical. — 1⁰ Lavement cathérétique :

P. Eau distillée. . . . . . 500 grammes (1|2 *litre*),

Azotate d'argent, de 0,10 à 0,15 centigr. (*de 2 à 3 grains*).

2⁰ Lavement narcotique:

P. Feuilles de mauves . . . . . . 32 gram. (1 *once*),

Eau ordinaire. . . . . . . 500 gram. (1 *livre*).

Faites cuire pendant un quart d'heure, exprimez et ajoutez:

Laudanum de Sydenham . . . . 1 gram. (18 *grains*).

T. Matin et soir.

GÉNÉRALITÉS.

SUR LES

MEMBRANES FIBRO-SÉREUSES.

Définition.—L'inflammation des membranes fibro-séreuses, doubles membranes enveloppantes de plusieurs organes internes dont elles facilitent les glissemens, est caractérisée par un frottement pathognomonique, dit *pleural*, par un épanchement de liquide fibro-albumineux, d'abord limpide, puis épais, blanchâtre, floconneux, mousseux, enfin quelquefois purulent, et par une douleur pongitive d'une acuité intolérable.

Phénomènes anatomo-pathologiques de l'inflammation dans les membranes fibro-séreuses.—Au début : injection vive des artérioles et veinules sous-séreuses ; sécheresse et rugosité des deux faces internes du feuillet séreux ; puis exhalation séreuse augmentée (vulgairement : *épanchement d'eau, hydropisie*) ; — plus tard : résorption totale ou partielle du liquide épanché ; dépôt sur la surface séreuse d'une matière fibrino-albumineuse concrète, granuleuse ou filiforme; formation progressive d'une fausse-membrane, tantôt lisse, tantôt rugueuse; — quelquefois enfin : épaississemens, adhérences, indurations, ossifications; ou bien ulcérations, perforations, gangrènes, végétations ou productions parasites (*moisissures*, etc.).

La cause occasionnelle la plus fréquente est l'impression du froid. Les causes prédisposantes sont très nombreuses. Ex : constitution chétive, tempérament lymphatico-sanguin, alimentation insuffisante, chlorose (*pâles couleurs*), etc....

La marche de ces maladies est aiguë ou chronique, et souvent même latente. — Durée? — Traitement? — Terminaison? — Suites....? Voyez les généralités sur les phlegmasies ou inflammations, page 49.

11ᵉ Genre.

PLEURITE. — HYDROPISIE DE POITRINE.

Définition.— La pleurite (*inflammation de la membrane séreuse qui enveloppe les poumons, qui tapisse les côtes et les muscles intercostaux internes*) est caractérisée par un épanchement de sérosité (*eau*), et par une douleur poignante qui siége ordinairement au-dessous du mamelon (*sein*).

Synonymes. — *S. grec* : PLEURITIS ; — *latins* : pleuritis, lateris dolor ; —*italien* : pleurisia ; —*allemand* : Seitenstechen ; — *français* : pleurésie vraie, inflammation de la plèvre, inflammation de poitrine, épanchement d'eau, point de côté, difficulté de respirer, sueur rentrée.

Étymologie. — Pleurite, du grec PLEURITIS, formé de PLEURION OU PLEURON, côte. — Plèvre, de PLEURA, côté, et, par extension, membrane qui enveloppe le poumon.

Causes prédisposantes. — Constitution chétive ; âge adulte, vieillesse ; été ; phthisie pulmonaire ; maladie cachectique, etc.

Causes occasionnelles. — Plaie de poitrine ; déglutition rapide d'une boisson froide lorsque le corps est en sueur ; impression vive et subite d'un courant d'air glacial ; passage d'un milieu chaud dans un milieu froid, etc.

Prodrômes et symptômes. — Cette maladie débute le plus ordinairement sans prodrômes caractéristiques ; ou, si elle en a, ils sont approximativement les mêmes que les signes avant-coureurs des inflammations aiguës. La pleurésie franche, qu'elle soit simple, partielle ou double, s'annonce presque toujours par un frisson général et subit, par un point de côté qui donne, soit au niveau, soit au-dessous du sein correspondant à la plèvre enflammée, la fausse sensation d'une barre transversale. Cette douleur latérale résulte de l'inflammation pleurale et de la présence d'une grande quantité de sérosité accumulée brusquement ou insensiblement entre les deux feuillets de la plèvre qui sépare le poumon de la paroi thoracique, c'est-à-dire des côtes. Cette sérosité, et par son volume et par son poids, refoule et comprime le poumon. Elle s'oppose mécaniquement à la pénétration de l'air dans les dernières ramifications bronchiques, tubes aériens dont les filets nerveux se trouvent forcément tiraillés. Par conséquent, la respiration est si difficile, la toux, qui est sèche et fréquente, augmente tellement la douleur, le moindre mouvement est si pénible que le malade est forcé de rester immobile. Il porte instinctivement la main sur le côté affecté, ou bien il s'appuie volontairement contre un corps solide afin de comprimer le point douloureux et de chercher ainsi un soulagement à sa souffrance. Les crachats sont blancs et écumeux. La parole soutenue fatigue : la voix est brève, entrecoupée, tremblotante... Le malade est couché sur le dos. La fièvre est ardente, l'haleine chaude, la peau brûlante, la soif inextinguible. Si l'épanchement liquide est abondant, l'homme le moins attentif et le plus vulgaire peut, à l'aide de la plessimétrie, reconnaître facilement son existence et son étendue. En effet, percuté avec les doigts, le côté malade donne un son mat, obscur, qui s'étend depuis les côtes inférieures jusqu'au niveau du liquide, c'est-à-dire le plus souvent jusqu'au mamelon (*sein*) correspondant au côté douloureux. Le reste de la poitrine a le son clair, naturel. Pratiquée au-dessous du niveau du liquide, l'auscultation accuse une grande diminution du bruit respiratoire, et, partout où le son est mat, une absence complète du murmure vésiculaire ou souffle ordinaire. Au niveau des grosses bronches et antérieurement, le souffle a un caractère remarquable : il est tubaire ou soufflant. L'oreille étant appliquée immédiatement contre le dos, on le perçoit très-bien entre la colonne vertébrale et l'omoplate. La voix elle-même, entendue au-dessous du niveau du liquide, ressemble à un bourdonnement lointain, et, au-dessus de ce même niveau, elle est tremblotante ou égophonique (*voix de chèvre*). Du côté sain, le souffle de la respiration devient par compensation beaucoup plus fort, c'est-à-dire puéril (*comme chez les enfans*). La main, lorsqu'elle est appliquée sur le côté malade et au niveau de l'épanchement, perçoit, pendant la conversation entretenue avec le malade, un léger frémissement dû à la vibration des bronches et à l'agitation du liquide (1). Tous les symptômes précédents restent stationnaires j'usqu'au 6ᵉ jour environ,

---

(1) Dans les temps modernes (1519-1590 après J.-C.), Ambroise Paré, le père de la chirurgie française, a dit en son style gothique : « S'il y a de la bouë, ou autre humeur contenue au thorax, on oit vn son comme d'vne bouteille à demy pleine qui gargouille. » (*Table méthodique pour cognoistre les maladies par les cinq sens*).

Mais, si l'art s'interpose à propos, l'épanchement rétrograde; la toux devient moins fréquente; la dyspnée, moins pénible; la suffocation, moins imminente. Au-contraire, une mort subite, imprévue ou plus ou moins tardive, peut être la juste suite du mépris que l'on a trop souvent pour l'art médical; et, si la mort n'est point la suite d'une conduite coupable, la pleurésie tend à la chronicité. Elle se dissipe à la longue, laissant après elle un essoufflement continuel. Après un certain temps, le côté primitivement dilaté offre un retrait sensible à la simple vue, retrait tel que la demi-circonférence du côté affecté est moindre que celle du côté opposé. Après la résorption de la sérosité épanchée, les deux feuillets de la plèvre reviennent au contact. Alors, pendant le double mouvement respiratoire, tout scrutateur minutieux peut entendre un bruit pathognomonique, c'est-à-dire un ronflement pleural, ascendant et descendant, ou bien un bruit analogue au froissement du parchemin, des craquemens, et, à mesure que l'air pénètre plus profondément dans les poumons, un râle crépitant de retour, qui est analogue au bruit que produit une éponge légèrement humectée et comprimée lentement : ce qui est le plus sûr indice d'un prochain retour à la santé.

Cette maladie mal guérie, c'est-à-dire chronique, est caractérisée désormais par la fréquente recrudescence des symptômes énoncés, par une sensation particulière de réfrigération, par des frissons partiels et de légers picotemens dans le côté lésé, par de la dyspnée, par une douleur lancinante, par de la suffocation, par un malaise insupportable, par une grande sensibilité lors des variations atmosphériques, par de l'amaigrissement, de la faiblesse, de la pâleur, et par une inaptitude complète aux travaux qui réclament une grande énergie. A cette époque de la maladie, l'épanchement aqueux est toujours faible. Le bruit respiratoire est sensible au-dessous de la clavicule (*cercle du cou*), entre la colonne vertébrale (*échine, épine du dos*) et l'omoplate (*grand os de l'épaule ou palette*). La matité n'est percevable qu'à la partie inférieure de la poitrine, au niveau des côtes inférieures et postérieurement. L'expiration est râpeuse. Enfin, les malheureux affectés de cette maladie, qui semble interminable, finissent toujours par s'éteindre insensiblement au milieu des phénomènes désespérants de la fièvre hectique.

Le *diagnostic* de la pleurésie est élucidé mécaniquement par l'*auscultation* et par la *percussion*, et physiologiquement par la petite toux sèche non-suivie de crachats rouillés, mais surtout par le point de côté. Puisque l'épanchement devient souvent mortel, soit en quelques heures, soit en quelques jours, soit en quelques mois, on doit dire que le *pronostic* est toujours grave. La maladie *siége* dans la plèvre. Sa *marche* est lente, graduelle, et sa *durée* très variable. Si l'épanchement est peu considérable, la *terminaison* peut être heureuse, grâce au traitement que nous indiquerons. Quoiqu'on fasse, la *convalescence* est toujours très longue; les *rechutes* et les *récidives* sont malheureusement trop fréquentes; les *complications* (*perforations*) et les *suites* (*dégénérescences, étisie*), trop souvent irrémédiables.

Divisions. — I. **Espèces** fréquentes:

1° Pleurésie *aiguë*.

2°   —   *chronique*.

II. **Variétés** diverses:

1° Pleurésie *sèche, latente ou obscure*.

2°   —   *aiguë, partielle ou circonscrite*.

5°   —   *simple* (une plèvre).

4°   —   *double* (deux plèvres).

5°   —   *par perforation* (coup d'épée, etc.).

6° · — *chronique, tuberculeuse ou constitutionnelle.*

Traitement médico-hygiénique. — Séjour au lit;
diète sévère; évitez l'air vif, froid et humide; bon-
net de laine, de soie, de coton, etc.; camisole de
laine appliquée immédiatement sur la peau; caleçon
de flanelle; bas de laine et les changer fréquemment;
etc.

T. médico-pharmaceutique. — Premier jour :

1° Le matin : { P. Tartre stibié. . 10 centigram. (2 *grains*),
vomitif. {   Eau douce. . . 250 gram. (1|4 *de litre*).

M. F. Agitez. — T. Buvez jusqu'à effet vomitif.

2° Le soir: { P. Feuilles de Séné. . 16 gram. (1|2 *once*),
purgatif. {   Pruneaux secs. . . . 125 gram. (1|4),
{   Eau. . . . . . 1000 gram. (1 *litre*).

M. F. Faites cuire pendant un quart d'heure, passez avec
expression. — T. Buvez par verre d'heure en heure.

5° Tisane { P. Racine de Guimauve. . 52 gram. (1 *once*),
diurétique.{ — Réglisse. . 8 gram. (1|4 *d'once*),
{ Eau commune. . . 1000 gram. (1 *litre*).

M. F. Faites bouillir pendant un quart d'heure. — Passez. —
Exprimez. — Filtrez. — Ajoutez à la colature :

Sel de Nitre. . . . . 4 gram. (1 *gros*),
Sirop de Gomme. . . . . 125 gram. (1|4 *de livre*).

T. A prendre par tasse toutes les heures.

T. médico-chirurgical. — Le sujet est-il jeune,
vigoureux, très sanguin? Alors, dès le 1ᵉʳ jour :

1° Une saignée, ou un certain nombre de ventouses ou de sangsues (*V. p.* 68.) sur le côté douloureux (*point de côté.*)

2° Un vésicatoire volant, ou plusieurs mouches de Milan, soit au bras, soit sur le point douloureux.

La maladie est-elle chronique? Alors :

3° Un cautère sur le côté lésé ou au bras correspondant.

J'ai vu maintes fois les frictions rubéfiantes réussir à merveille.

P. Baume Opodeldoch. . . . . . 125 gram. (1[4).

T. Frictionnez vivement le côté affecté avec un tissu de laine.

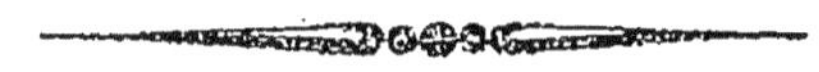

12ᵉ Genre.

PÉRITONITE.

Gonflement du ventre, suite de couches.

Définition. — La péritonite (*inflammation du péritoine*) (1), est caractérisée par des douleurs aiguës,

---

(1) Cette membrane séreuse enveloppe les intestins, le foie, l'estomac, la matrice, voile la face antérieure des reins, recouvre la face postérieure du réservoir de l'urine et tapisse intérieurement la paroi abdominale. Elle facilite les glissemens de tous ces viscères.

pongitives, intermittentes, que l'on ressent dans l'abdomen.

Synonymes. — *S. grec* : É TOU PÉRITONAIOU PHLOGISMOS ; — *latin :* peritonei inflammatio ; — *allemand* : Darmfellkeit ; — *français :* inflammation du péritoine.

Étymologie. — Péritonite vient du grec PÉRI, autour ; TEÏNÔ, tendre (PÉRITONAÏON, *péritoine*).

Causes prédisposantes. — Sexe féminin ; mauvaise constitution ; mauvaise alimentation ; (*f. muqueuse ou typhoïde*), etc., etc.

Causes occasionnelles — Affection du foie, des reins, etc,; perforation intestinale (*f. typhoïde*) ; étranglement interne (*iléus symptomatique ou colique de miséréré*) ; hernie étranglée ; refroidissement subit ; suppression des règles (*mois ou menstrues*) ; tentatives d'avortement (*Rue, Sabine, sondage à l'aide d'une plume d'oie, injections diverses, etc.*) ; coups, chutes, plaies ; purgatifs drastiques (*Coloquinte, Aloès*); large vésicatoire ou cataplasme de moutarde appliqué sur l'abdomen; cathétérisme de la vessie, lithotritie, cystotomie ; accouchement laborieux ou manœuvres obstétricales mal dirigées (*discite monitæ?*) opération césarienne ; etc.

Prodrômes et symptômes. — La péritonite aiguë

débute ordinairement par des douleurs vagues, et par un frisson subit, général, violent, prolongé. Celui-ci est accompagné ou suivi tôt ou tard (*du 1ᵉʳ au 3ᵉ jour*) d'une douleur pongitive qui siége dans l'abdomen et qui s'irradie rapidement, soit à droite, soit à gauche. Bientôt apparaissent des hoquets, des nausées, des vomituritions, et même des vomissemens fréquents. La douleur, que le plus pénible effort, la pression ou le moindre contact rend intolérable, progresse de jour en jour. Le malade, immobile sur son lit de douleurs, reste couché sur le dos. Les membres inférieurs s'infléchissent instinctivement pour relàcher les muscles droits et transversaux de l'abdomen, et éviter ainsi toute compression funeste. Cependant le pouls devient fréquent, petit et dur; puis irrégulier, filiforme, précipité; la respiration anxieuse, entrecoupée, douloureuse; la langue épaisse; les dents sont fuligineuses (*couleur de suie*); la constipation est rebelle; l'urine, rare et chargée; la peau, sèche et brûlante.

Du 5ᵉ au 6ᵉ jour, le ventre se gonfle, se tend, se ballonne; et la percussion digitale fait entendre un son hydraérique ou tympanique (*son du tambour*) dans la région ombilicale, c'est-à-dire autour du nombril. Un peu plus tard, par le même procédé, on perçoit dans les deux flancs un son mat, dit humoral, indice d'une accumulation de sérosité dans ces régions qui sont les plus déclives. Très-souvent (*du 6ᵉ au 9ᵉ jour*), en appliquant l'oreille sur la paroi abdominale, on entend très-clairement un bruit de glissement analogue au frottement pleural (*bruit des plèvres enflammées*). A partir de ces phénomènes, les vomissemens se répètent coup sur coup ; la douleur devient atroce ; une sueur froide glace tout le corps ; et la malheureuse victime, dépérissant et pâlissant progressivement, tombe dans un abattement et dans des angoisses inexprimables. La mort vient souvent mettre fin à un état aussi déplorable.

Pour affermir le *diagnostic*, il faut, après la lecture des symptômes, s'appuyer sur le bruit de frottement péritonéal, sur la percussion, la palpation, les vomissemens et la douleur poignante, fixe, latérale, caractéristique. La prédiction d'une mort prochaine est tristement le *pronostic* le moins défectueux. La *définition* et la *description* me dispensent de parler du *siége anatomique*, de la *marche* progressive, de la *durée* approximative et de la *terminaison* ordinaire de cette redoutable maladie. La *convalescence*, les *ré-cidives* et les *suites* réclament les soins les plus attentifs.

Division. — I. **Espèces :**
1° Péritonite *aiguë*.
2° — *chronique.*

II. **Variétés :**
1° Péritonite *aiguë générale.*

      — *partielle.*

      — *par perforation.*

      — *par étranglement* (hernies in-terne, externe, etc.).

      — *puerpérale* (suite de couches).

      — *chronique et tuberculeuse* (phthisie, carreau).

TRAITEMENS.

Péritonite aigue. — *Traitement hygiénique* : Séjour au lit et dans une chambre chauffée modérément ; régime sévère, inexorable....;. privation d'alimens et de toutes les boissons alcooliques ; etc.

T. pharmaceutique. — Boissons émollientes et laxatives :

1° P. Racine de Guimauve. . . . . . 32 gram. (1 *once*),
    — de Réglisse. . . . . 16 gram. (1|2 *once*),

Manne en sorte. . . . . . . 64 gram. (2 *onces*).

M. F. Faites infuser, pendant deux heures, dans :

Eau bouillante. . . . . . . 1000 gram. (1 *litre*).

Passez, laissez déposer et décantez (*tirez au clair*):

T. Un verre chaque quart d'heure.

2º P. Racine de Patience
— de Bardane
— d'Asperge
— de Réglisse } ana 8 grammes (1[4 *d'once*).

M. F. Faites bouillir, pendant 1[2 heure, dans :

Eau bouillante. . . . . . . 1000 gram. (1 *litre*),

Puis, ajoutez :

Pulpe de Tamarin. . . . . . . 52 gram. (1 *once*).

Enfin, passez, laissez déposer et décantez.

T. Une tasse chaque demi-heure.

Si le malade a des nausées ou envies de vomir :

5º P. Sirop de groseilles. . . . . 125 gram. (1[4),

Acide citrique. . . . . 2 gram. (1[2 *gros*),

Eau. . . . . 250 gram. (1[2 *livre*).

T. Plein une cuillère à soupe toutes les heures.

T. médico-chirurgical. — Sangsues, cataplasmes, bains, etc.

1º Sangsues (*Voyez p.* 68).

T. Sur le point douloureux.

2º Pour cataplasme. { P. Farine de Lin, Q. S,
ou Feuilles de Mauves, Q. V.
Eau (à 100º), S. Q.

T. En épithème sur l'abdomen.

5º Pommade populéum (*B. de Peuplier*). 52 gram. (1 *once*).

T. En frictions sur la paroi abdominale.

4º Mouches de Milan. . . . . Nº 4·

T. Les promener, par-ci par-là, sur l'abdomen.

PÉRITONITE CHRONIQUE. — Si l'accumulation de la sérosité est considérable, si la suffocation est imminente, alors la paracenthèse (*ponction de l'abdomen*) est inexorablement dictée....

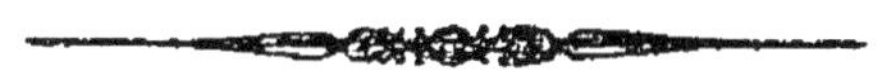

13ᵉ Genre.

ARTHRITE. — RHUMATISME.

Définition. — L'arthrite (1) est caractérisée fonctionnellement par une douleur atroce qui a son siège dans les jointures, et par une grande difficulté dans les mouvemens.

Synonymes. — *S. grec :* REUMATISMOS ; — *latin :* rheumatismus ; — *italien :* reumatismo ;— *allemand :* Gliederfuss ; — *français :* douleurs rhumatismales ,

---

(1) Inflammation des synoviales ou membranes séreuses sécrétant la synovie qui facilite le jeu des articulations.

articulaires ou dans les jointures ; mal dans les membres et dans les articulations.

Etymologie. — Arthrite vient du grec ARTHRON, articulation, jointure. Rhumatisme, de REUMATISMOS ; fait de REUMA, cours, fluxion, catarrhe. R. RÉÔ, couler, se répandre, tomber, etc.

Causes prédisposantes. — Hérédité ; tempérament lymphatique et sanguin ; sexe féminin ; habitation insalubre, humide, froide ; maladies cachectiques, etc.

Causes occasionnelles. — Marche forcée ; excès vénériens ; impression prolongé du froid et de l'humidité après que le corps a été en sueur ; injestion d'une boisson glacée ; bain froid ; vêtemens mouillés ; repos sur la terre pendant la nuit, etc.

Prodrômes et symptômes. — Le rhumatisme inflammatoire offre à décrire trois variétés que l'on doit considérer comme trois degrés d'une même maladie.

1er DEGRÉ. — *État prodromique.* — Les phénomènes locaux du rhumatisme articulaire subaigu (*cas légers et moyens, Bouillaud.*) peuvent se borner à de vagues douleurs disséminées dans tous les membres et dans toutes les articulations. Celles-ci

n'offrent en général qu'une chaleur modérée, souvent un gonflement presque nul ou seulement une
tension très faible. Les symptômes généraux consistent en un malaise général et en une légère douleur
de tête. La langue est blanche, la bouche pâteuse,
l'inappétence progressive, la constipation rebelle.
Mais, du 1er au 5e jour, le purgatif le plus vulgaire
et la chaleur du lit font ordinairement justice d'un
tel état morbide.

2e DEGRÉ. — *État aigu.* — Le rhumatisme articulaire aigu généralisé est sans contredit une maladie
très grave. Si cette affection est négligée au début,
elle passe à une chronicité sans remède. Un malaise
général, de la courbature, des frissons, de la cé-
phalalgie, des douleurs atroces dans les membres et
principalement dans les grandes articulations, tels
sont les débuts de cette funeste maladie. Bientôt une
fièvre ardente s'empare du malheureux patient. Le
pouls, qui est large et fréquent, bat avec violence et
annonce une vive réaction du cœur, qui s'efforce,
comme dit Sydenham, d'expulser la matière morbi-
fique ! L'oreille, qui est plus savante et plus positive
que l'ingénieuse hypothèse, découvre souvent, dans
le réservoir du sang, les signes stéthoscopiques

d'une endocardite (*inflammation de l'endocarde*) (1).
L'haleine est brûlante , la langue se charge, l'appétit
se perd ; mais la soif est ardente , la constipation
presque invincible. L'urine laisse déposer un sédi-
ment rouge briqueté (2) qui adhère fortement au
fond du vase qui la renferme. La peau est chaude ;
et, autour des articulations enflammées , elle est
tendue, lisse, rouge et brûlante. En ces points, le
malade accuse lugubrement la sensation incessante
de battemens violents et de douleurs perforantes,
désarticulantes........ Infléchis volontairement , les
membres font entendre alors un frottement rude ou
un craquement caractéristique que l'on doit attribuer à l'absence du liquide synovial, lequel , dans
l'état normal, facilite le glissement des têtes articulaires. Mais bientôt ce bruit disparaît. Dès lors une
fluctuation très sensible apparaît et indique la formation d'un épanchement intrà - articulaire. La
moindre oscillation, le plus faible dérangement, le

---

(1) Membrane muqueuse qui tapisse l'intérieur du cœur.

(2) Urates de soude et d'ammoniaque.

plus léger mouvement, quelquefois même un léger souffle arrache au pauvre patient des cris aigus et involontaires. Perclus de tous ses membres, il reste étendu sur le dos et dans une immobilité complète. D'abondantes boissons ne peuvent éteindre la soif ardente qui le dévore, et que des sueurs copieuses rendent inextinguible. Peu à peu la prostration devient extrême, surtout si le rhumatisme est généralisé, c'est-à-dire répandu dans toutes les articulations. Après un état stationnaire de quelques jours (*du* 6ᵉ *au* 9ᵉ), tous les symptômes précédemment énoncés perdent lentement de leur intensité ; les mouvemens reprennent en apparence leur liberté première, et cette rémission annonce une convalescence prochaine.

Au lieu d'être généralisé, le rhumatisme est souvent mono-articulaire (*R. partiel, fixe*), c'est-à-dire qu'il se borne à une seule articulation, principalement à celle du genou.

5ᵉ Degré. — *État chronique.* — Si, d'après la rémission naturelle des symptômes, on peut prévoir que le rhumatisme articulaire aigu généralisé puisse se guérir sans le secours de l'art ; néanmoins il laisse après lui des altérations incurables. Les douleurs persistantes sont plus sourdes, il est vrai ; mais le moindre refroidissement, le plus faible excès, soit alcoolique, soit vénérien, ramène une recrudescence caractérisée par des douleurs vagues qui serpentent dans tous les membres, et par des douleurs aiguës qui sillonnent les articulations. Les mouvemens ne redeviennent jamais aussi libres qu'auparavant, et chacun d'eux trahit à l'oreille attentive un craquement entre les surfaces articulaires. Les têtes des os se déforment à la longue, se gonflent insensiblement, se déplacent petit à petit et quelquefois subitement, se désorganisent occultement, rarement jusqu'à la suppuration, jusqu'à la carie ou jusqu'à la nécrose osseuse, plus rarement encore jusqu'à l'adhérence des surfaces articulaires; mais, si le sujet est scrofuleux ou syphilitique, fréquemment jusqu'à la dégénérescence spéciale que l'on désigne sous le nom vulgaire de tumeur blanche.

N. B. Le rhumatisme articulaire aigu est accusé par le gonflement caractéristique des articulations, et par les douleurs lancinantes qui semblent les perforer. En songeant aux *complications* et aux *suites*, tout pronostiqueur prudent doit considérer le rhumatisme comme une maladie très grave. Le *siége* et la *marche* de l'inflammation rhumatismale sont déjà connus. La *durée* de tout rhumatisme aigu est d'un mois environ, et celle du rhumatisme chronique, indéfinie... La *guérison* de ce dernier est rarement radicale ; la *convalescence* dure souvent autant que la vie ; les *rechutes* et les *récidives* sont innombrables ; les *complications* (1), fréquemment mortelles ; et les *suites* rendent parfois le malade impotent.

Divisions. — I. **Espèces** vulgaires :

1° Rhumatisme articulaire *aigu.*

2° — *chronique.*

II. **Variétés** :

1° Rhumatisme articulaire *aigu vague.*

 — *suraigu généralisé.*

 — *suraigu mono-articulaire*
  (partiel, fixe).

 — *goutteux.*

 — *syphilitique.*

Traitement médico-chirurgical du rhumatisme aigu.
—Si une seule articulation (*ex*: *genou, poignet,* etc.) est enflammée, engorgée, douloureuse :

---

(1) Lésions du cœur.

P. Sangsues. . . . . N. S. (*V. p; 68*) et cataplasmes.

Si toutes les articulations sont prises :

P. Une forte saignée du bras,

T. médico-pharmaceutique.— 1° Liniment anodyn.

P. Huile anodyne (*H. calmante*). . 64 gram. (*2 onces*),
  Laudanum de Sydenham. . . . 4 gram. (*1 gros*).

Pour frictionner légèremet les articulations douloureuses.

2° Tisane
diurétique.
{ P. Racine de Chiendent. 52 gram. (*1 once*),
 — de Guimauve. 16 gram. (*1|2 once*),
 — de Réglisse. 8 gram. (*1|4 d'once*).

Faites comme il a été dit plusieurs fois, et ajoutez au liquide filtré :

Nitre (*azotate de potasse*). . . . . 2 gram. (*1|2 gros*).

Une tasse d'heure en heure.

3° Limonade
purgative.
{ P. Citrate de Magnésie. 45 gram. (*1 once 1|2*),
 Sucre. . . , . 52 gram. (*1 once*),
 Eau. . . . . 250 gram. (*1|2 livre*).

A prendre en 2 fois le matin à jeun, et à 2 heures d'intervalle.

N. B. On peut essayer d'appliquer sur les articulations douloureuses des compresses trempées dans un mélange, ci :

P. Eau blanche (*extrait de saturne et eau*) 125 gram. (*1|4*),
  Extrait calmant (*extrait thébaïque*) 1 gram. (*18 grains*).

Traitement mixte du rhumatisme chronique. — Liniment stimulant :

P. Huile d'olives. , ... 64 gram. (*2 onces*),
  Ammoniaque liquide (*alkali volatil*). 4 gram. (*1 gros*).

En frictions aux alentours des articulations lésées.

P. Vésicatoires volants (*mouches volantes*).

Autour des articulations malades.

P. Teinture de Colchique. . . . 1 gram. (18 *grains*).,
Sirop de pointes d'Asperge. . 64 gram. (2 *onces*),
Eau. . . . . 125 gram. (1[4).

Une cuillerée, dans 1[2 verre d'eau, matin, midi et soir.

N. B. — Pendant 5 mois.

T. hygiénique. — Vêtemens chauds, nourriture légère (*n. légumineuse?*). — Abstinence du vin, des autres boissons fermentées et de tous les excès (*vénériens, marches forcées, etc.*).

14ᵉ Genre.

PNEUMONITE. — FLUXION DE POITRINE.

Définition. — La pneumonie est caractérisée par la diminution ou par l'absence du souffle pulmonaire, par un point de côté, et surtout par des crachats rouillés.

Synonymes. — S. *grec* : PNEUMONIA ; — *latins* : pulmonis vitium, pulmonum morbus, pulmonis affectus, pneumonia ; — *italien* : pulmonea ; — *allemand* : Lûngensùcht ; — *français* : difficulté de respirer, perte du souffle, point de côté, crachement de sang, crachats rouillés, inflammation de poitrine, péripneumonie, vraie fluxion de poitrine, pulmonie, pulmonique.

Étymologies.—Pneumonite vient du grec PNEUMÒN, poumon. R. PNÉÔ, souffler. Fluxion, du latin FLUXIO. R. Fluo, is, fuxi, fluxum, fluere; fluer ou couler, se répandre, inonder, tomber.

Causes prédisposantes. — Tempérament sanguin; enfance, âge adulte, vieillesse; hiver, été; maladies cachectiques; fièvres; habitation froide, humide, etc.

Causes occasionnelles. — Impression du froid; ingestion d'une boisson glacée (*bière, limonade, etc.*) le corps ruisselant de sueur; passage d'un lieu chaud (*chambre, pays du midi, etc.*) dans un lieu froid (*cave, pays du nord, etc.*); abus des boissons alcooliques; marche ou course forcée (*pas gymnastique, etc.*), etc.

Prodrômes et symptômes. — L'invasion de cette maladie, qui survient le plus ordinairement au moment où l'on jouit de la meilleure santé, est en général précédée de frissons redoublés, d'une oppression vague, d'une toux rare et sèche, enfin d'une fièvre des plus intenses. Une douleur contusive (*brisement*), qui règne dans tous les membres, est prédominée par une douleur de côté poignante, très intense et fixe. Couché sur un seul et même côté, le malade a la physionomie triste, la face rouge, les yeux à demi-fermés.... Son front ridé trahit ses souffrances physiques et morales. La tête est le siége d'une douleur gravative. Les artères temporales battent avec violence, et le pouls radial (*p. du poignet*) s'élève par degrés à 100 pulsations et plus. L'insomnie est pénible, et l'agitation, continuelle. Assis ou dans la station debout, le pauvre patient se penche latérale-ment, et, à l'aide d'une main, il comprime instinctivement le côté douloureux. Dans cette situation, il a des tournoiemens de tête et des bourdonnemens dans les oreilles (*tintouins*). Veut-il marcher? Le cœur lui manque, il chancelle, il tombe..... Il est alors dans une anxiété extrème. Cependant l'appétit est nul, la soif augmente, la langue se sèche et se charge d'un enduit épais, blanc-jaunâtre. Des envies de vomir surviennent quelquefois, et la constipation persévère un long temps. La respiration devient de plus en plus fréquente, et la cage thoracique offre à l'observation jusqu'à 54 mouvemens doubles par minute (*dilatation et contraction, inspiration et expiration*). Les deux mouvemens respiratoires sont inégaux, c'est-à-dire que l'inspiration, qui est douloureuse, est plus courte que l'expiration qui est indolore et qui expulse une haleine brûlante. La toux première devient peu à peu plus fréquente et exaspère la douleur latérale. Elle est toujours suivie de l'expulsion de crachats caractéristiques ou pathognomoniques, dits pneumoniques, crachats denses, épais, gluants, sanguinolents ou *rouillés*. Le côté malade, ausculté pendant cette période d'invasion ou d'engouement, offre des phénomènes curieux qui deviennent bientôt des signes positifs. En effet, si vous appliquez alors l'oreille sur la poitrine et au niveau du mamelon du côté affecté, vous n'entendez, au début de la maladie, qu'un souffle respiratoire très faible, et, peu à peu, un râle crépitant, fin, sec, nombreux ou abondant. L'art intervient-il? Dès lors les symptômes graves sont souvent prévenus, et la convalescence future est annoncée sûrement par un râle crépitant de retour. Sinon, du 5e au 6e jour,

la période d'hépatisation (*c'est-à-dire la seconde
période*) commence. Changeant alors de timbre, le
souffle devient tubaire ou bronchophonique et percevable surtout au-dessous de la clavicule. Le poumon hépatisé, c'est-à-dire plus dense, plus serré,
par suite de l'épanchement sanguin qui a eu lieu
dans son sein, transmet la voix comme un corps dur
et compacte. La voix est résonnante ou bronchophonique, c'est-à-dire qu'elle retentit dans les conduits
de l'air (*bronches*). Si la pneumonie est générale,
les symptômes énoncés siégent dans toute l'étendue
du poumon altéré. Au contraire, est-elle partielle ?
La respiration normale est à peu près intacte autour
du point inondé. La pneumonie généralisée est accusée surtout par une grande difficulté de respirer
et par une fièvre extraordinaire. Comme dans toute
inflammation franche, la constipation se prolonge
et les urines sont épaisses et sédimenteuses. L'expectoration est très fréquente, l'expuition assez
facile et très abondante, par conséquent très épui-
sante. Du 6ᵉ au 9ᵉ jour, la position du malade s'ag-
grave rapidement. La respiration devient haletante,
la langue se dessèche et noircit, les dents et les
gencives se couvrent d'un enduit fuligineux (*couleur*

de suie), la physionomie se grippe, et l'intelligence s'obscurcit. L'expectoration se multiplie, partant les crachats sont plus abondants et changent d'aspect. Ils sont tantôt grisâtres, tantôt jaunes ou verdâtres, tantôt mélangés intimement d'un sang altéré et noirâtre (*jus de réglisse*). Ils annoncent sinistrement le passage de la maladie à un troisième degré que l'on désigne scientifiquement par le nom *d'infiltration purulente* (*Laënnec*). Le souffle respiratoire fait entendre un râle humide à larges bulles, et, parfois, l'expulsion de la matière corrompue est suivie de bruits caverneux. La fétidité de l'haleine doit faire redouter la désorganisation gangréneuse du poumon. La prostration devient alarmante, le pouls perd son énergie primitive, et, le sang se coagulant enfin dans les cavités du cœur, la circulation est entravée et la respiration râlante annonce définitivement une fin prochaine. Voilà l'issue ordinaire de toute pneumonie très grave. Mais, l'art médical intervenant à temps, la même maladie, si elle est bénigne, peut être enrayée dans sa marche et guérie avantageusement. En effet, si la terminaison doit être heureuse, on remarque que la résolution s'opère très rapidement. La fièvre tombe au bout de 3 ou 4 jours. L'air pénètre insensiblement dans la partie qui a été inondée par le sang. Enfin, un râle crépitant de plus en plus large, de plus en plus humide et analogue au ronchus de la simple bronchite (*rhume de poitrine*), annonce le retour progressif de l'élasticité normale du tissu pulmonaire. Malheureusement, malgré le résultat le plus avantageux, les malades s'amaigrissent considérablement, et revêtent un teint jaune-paille. Ils sont, quoiqu'on fasse, long-temps convalescents, et la convalescence n'est le plus souvent qu'une longue chronicité.

Traitement médico-hygiénique. — Voyez page 150.

Traitement médico-chirurgical. — Si le sujet est robuste, aussitôt après l'invasion de la maladie :

Une saignée prolongée jusqu'à la syncope (*malade debout*).

Chez les très jeunes enfans :

1° Sangsues sur le côté lésé. (*V. page* 68).

2° Vésicatoire volant ou mouches de Milan.

T. Sur le côté affecté, et voire même un cautère à l'un des deux bras.

Traitement médico-pharmaceutique. — Vingt-quatre heures après la saignée :

Pour un adulte :
{ P. Tartrate antimonié de potasse 10 c. (2 *grains*),
  Eau de fleurs d'Oranger   16 gram. (1\|2 *once*),
  Eau ordinaire. . . . 96 gram. (3 *onces*),
  Sirop de Gomme. , . 32 gram. (1 *once*).

M. F. Mêlez le tout ensemble en agitant vivement.

T. Une cuillerée toutes les cinq minutes, jusqu'à effet vomitif.

Ou bien : P. Emétique (*Tartre stibié*). 5 centigr. (1 *grain*),
Sulfate de soude. . . . 32 gram. (1 *once*),
Bouillon de veau. . . 1000 gram. (1 *litre*).

T. Vomi-purgatif à prendre par tasse chaque quart-d'heure.

Pour un enfant.
1° P. Sirop d'Ipéca. 32 ou 64 gram. (1 ou 2 *onces*).
De cinq minutes en cinq minutes, une cuillerée à café.
2° P. Pastilles d'Ipéca. . 16 gram. (1[2 *once*).
Une de temps en temps.

Enfin, pour boisson journalière :

1° P. Orge mondée. . . . . . 64 gram. (2 *onces*),
Racine de Réglisse. . . . 16 gram. (1[2 *once*),
Eau de fontaine. . . . . 1000 gram. (1 *litre*).

Faites bouillir, passez et ajoutez :

Nitre. . . ., ... 4 gram. (1 *gros*),
Miel. . . . . 64 gram. (2 *onces*).

T. A boire dans le courant d'une journée.

PETITE PHARMACOPÉE

DE LA
MÉDECINE GÉNÉRALISÉE.

CATALOGUE OU LISTE

des médicamens ou remèdes simples,

(ANTI-PHLOGISTIQUES, ANTI-PHLEGMASIQUES, ANTI-INFLAMMATOIRES),

LES PLUS RATIONNELS, LES PLUS UTILES, LES PLUS USITÉS

DEPUIS HIPPOCRATE JUSQU'A CE JOUR.

(DE 450 AVANT JÉSUS-CHRIST A 1854 INCLUSIVEMENT.)

Pharmaca pro variis hic adsunt millia morbis.

........?

Amis des lettres et des sciences, lecteurs,
Vous trouverez, au sein de ce petit recueil,
De quoi devenir en peu de temps bons docteurs...
De quoi vous arracher maintes fois du cercueil...

........?

SOMMAIRE.

Comme le titre précédent l'indique, cette partie de la médecine généralisée contiendra :

1° Tous les médicamens anti-inflammatoires tirés des trois règnes de la NATURE (*R. minéral, végétal et animal*).

2° Leurs noms anciens et modernes, scientifiques et vulgaires.

3° Leur origine naturelle ou leur extraction artificielle.

4° Leurs propriétés ou vertus, c'est-à-dire leur action physiologique ou leur effet sur le corps humain.

5° Les doses ou quantités médicinales les plus rationnelles.

6° Les préparations pharmaceutiques les plus simples, les moins coûteuses et les plus populaires.

MÉDICAMENS OU REMÈDES

TEMPÉRANS.

Hic niger, hunc tu, Romane, caveto.
FLORA LAPP., p. 176.

Près du *remède* gît le *poison* nécateur.....
Mais, grâce aux sens et à l'organe scrutateur
Dont l'homme fut doté par un Dieu juste et bon,
Le savant vit sans crainte avec cet heureux don.
Dr BEAUQUIN.

ACIDE BORIQUE.
(ACIDE MINÉRAL).

Synonymes français et latins. — Sel sédatif ou narcotique de Homberg, fleurs de Borax, Acide boracique (1) (*acor boracicus, acidum boracicum*).

___

(1) Acide découvert, en 1702, par Guillaume Homberg de Magdebourg (*Prusse*). L'auteur de cette découverte fut successivement avocat, astronome, naturaliste, médecin, chimiste. . Né en 1652, il mourut en 1715, la même année que Louis XIV.

L'ACIDE BORIQUE fait partie du BORAX (1) et de la CRÈME DE TARTRE (2) soluble.

Composition chimique de l'Acide borique du commerce. — Bore, Oxygène et Eau.— Anhydre, c'est-à-dire sans Eau, 100 parties contiennent 68, 78 d'Oxygène (*gaz respirable*) et 31, 22 de Bore.

Formule chimique : — $BO^3 + 5HO$.

---

(1) BORAX. — *Synonymes.* — *S. français :* Chrysocolle, tinckal de l'Inde, sel de Toscane ou d'Italie, soude boratée, borate de soude, sous-borate de soude, borax raffiné, borax prismatique des chimistes, borax octaédrique de M. Payen; — *grec :* CHRUSOKOLLA, soudure d'or ; — *latins :* natrum boracicum, boras sodicus; — *italien :* borace; — *allemand et anglais :* Borax ; — *russe :* BORNOKISLIE NATR.

(2) CRÈME DE TARTRE. — *Synonymes* — *S. français :* Tartrate acidule ou acide de potasse soluble, bi ou sur-tartrate de potasse soluble, tartre raffiné, tartre boraté, tartro-borate de potasse, bi-tartrate boro ou borico-potassique;—*grec :* O TRUGIAS DIALUTOS, le tartre qui se délaye ; — *latins :* crema tartari solubilis, bi-tartras potassicus ; — *italien :* crema di tartaro; — *allemands :* Doppelt, Weinsaures Kali; — *anglais :* cream of tartar, winestone; — *russe :* DVUVINNOKISLOÏ KALI.

N. B. L'acide borique rend les divers tartres solubles dans l'eau ordinaire bouillante.

Cette découverte, qui date de 1755, est due au chimiste Lassone.

$$1°\ \text{Limonade}\quad\left\{\begin{array}{l}\text{P. Acide borique pulvérisé 1 gr. (18 grains),}\\\text{Sucre. . . . . 64 gram. (2 onces),}\\\text{Essence de citrons. . . . . 1 goutte,}\\\text{Eau. . . . . 500 gram. (1 livre).}\end{array}\right.$$

1° Limonade tempérante.

P. Acide borique pulvérisé 1 gr. (18 *grains*),
Sucre. . . . . 64 gram. (2 *onces*),
Essence de citrons. . . . . 1 goutte,
Eau. . . . . 500 gram. (1 *livre*).

Laissez dissoudre à froid. — Une tasse d'heure en heure.

Usages. — Contre la salivation (*bave*) excessive et les ulcérations de la bouche (*aphthes, muguet, etc,*).

2° Limonade purgative, diurétique, anti-putride.

Crème de tartre soluble 16 à 64 g. (1|2 à 2 *onces*),
Sucre. . . . . . 64 gram. (2 *onces*),
Essence de citrons. . . . . . 1 goutte,
Eau bouillante. . . 1000 gram (1 *kilo*).

Préparez à froid. — Un verre de 1|4 d'heure en 1|4 d'heure.

Usages. — Contre les fièvres......., les crampes, les spasmes, les attaques de nerfs, — l'épilepsie ? la manie??

3° Bouillon laxatif.

P. Crème de tartre soluble 32 gram. (1 *once*),
Bouillon aux petites herbes 500 g. (1|2 *litre*).

Agitez. — A prendre en 2 fois le matin à jeun, et à 1 heure d'intervalle.

Acide tartarique ou tartrique.

(ACIDE VÉGÉTAL).

Synonymes. — *S. français* : Sel essentiel de tartre,

acide de tartre, acide tartareux, tartrate normal ;
— *grec* : TO PRAGMA OXU TÈS TRUGOS OÏNOU KÉKAUMÉNÈS.
Littéralement : la chose acide de la lie de vin cuite ou
fermentée ; — *latin* : acidum tartaricum vel tartri-
cum ; — *italien* : acido del tartaro vel della gromma
di botte ; — *allemand* : Weinsteinsaure ; — *anglais* :
tartric acid ; — *russe* : VINNAIA KILOSTA.

Cet acide existe dans les raisins, les mûres, le
tamarin, les chardons, les racines d'arrête-bœuf, de
germandrée, de sauge, etc.

On l'extrait du Tartre (1). Le procédé que l'on
suit actuellement est encore celui de Scheele (2),
auteur de la découverte de cet acide.

---

(1) Le Tartre rouge ou blanc (*tartarum*, *gravelle*) est une
matière colorée ou incolore qui se dépose au fond et sur la face
interne des vases contenant un vin non-fermenté. Le tartre
rouge renferme du tartrate de chaux (*acide tartrique et oxide
de calcium*), une matière colorante, de la lie et une feule de
corps étrangers.

N. B. Le tartre des vins vieux ou généreux donne la pierre,
dite gravelle, maladie aux douleurs atroces ! ! !

(2) Charles-Guillaume Scheele, d'abord élève en pharmacie,
puis physicien, et enfin chimiste célèbre, naquit (1742-1786)
à Stralsund, ville de la Poméranie prussienne.

Composition. — Hydrogène (*gaz de l'eau*), Carbone (*charbon*), Oxygène (*gaz de l'air*), Eau.

Formule chimique : — $H^4 C^8 O^{40} + 2HO$.

<table>
<tr><td rowspan="4">Limonade rafraîchissante.</td><td>Acide tartrique.</td><td>. . 1 gram. (18 grains),</td></tr>
<tr><td>Sirop de Gomme.</td><td>. 64 gram. (2 onces),</td></tr>
<tr><td>Eau commune.</td><td>1000 gram. (1 kilo ou 1 litre),</td></tr>
<tr><td>Essence de citrons.</td><td>. . . . 2 goultes.</td></tr>
</table>

Mêmes propriétés, mêmes usages, mêmes doses que les précédents.

Acide citrique.

(ACIDE VÉGÉTAL).

Synonymes. — *S. français* : Acide des . citrons ou limons, oranges, groseilles, cerises, framboises, sorbiers, églantiers, etc., citrate normal ; — *grec* : TO OXU TÔN KITRIÔN ; — *latin* : acidum citreorum vel limonum, acidum citricum ; —*italien* : acido citrico, acido dei cedri ; — *allemand* : Citronensaure ; — *anglais* : citric acid (1).

Composition chimique.—Hydrogène, Carbone, Oxygène, Eau.

Formule : $H^5 C^{12} O^{44} + 5HO$.

---

(1) Il a été découvert par Scheele, en 1784.

Propriétés physiques. — L'acide citrique est, comme les acides borique et tartrique, cristallisé, blanc, sans odeur et d'une saveur extrêmement acide.

Vertus. — Cet acide est anti-putride, rafraîchissant, diurétique.

Limonade citrique.
{ Acide citrique. . . . 4 gram. (1 *gros*),
Sucre. . . . . . 64 gram. (2 *onces*),
Huile essentielle de citrons. . . 2 gouttes,
Eau de rivière. . . . 1000 gram. (1 *litre*).

Agitez. — Buvez à volonté.

Limonade sèche ou des voyageurs.
{ Acide citrique. . . 2 gram. (1|2 *gros*),
Sucre. . . . . 64 gram. (2 *onces*),
Huile volatile de citrons. . 2 gouttes.

Une cuillerée de cette poudre dans un verre d'eau ordinaire.

Limonade gazeuse.
{ Eau . . . . 500 gram. (1 *livre*),
Sucre. . . . . . . 64 gram. (2 *onces*),
Acide citrique. . . } ana 4 gram. (1 *gros*),
Bi-carbonate de soude. }
Huile volatile de citrons. . . . . 1 goutte.

1° Prenez une bouteille à limonade.

2° Faites dissoudre le sucre et l'acide citrique dans la quantité d'eau prescrite.

3° Versez une goutte d'huile volatile de citrons dans ce premier mélange.

4° Ajoutez le bi-carbonate de soude, fermez promptement et hermétiquement à l'aide d'un bouchon de liége intact ; enfin ficelez solidement.

Citron.

(FRUIT HESPÉRIDIQUE.)

Synonymes. — *S. français* : limon ; — *grecs* : KI-
TRION, TO KITRION MÉLON ; — *latins :* malum citreum,
malum medicum, citreum, limo ; — *italiens :* cedro,
limone ; — *allemands* : Limonie, Limone, Citrone ;
— *anglais* : lemon.

C'est le fruit du Citronnier ou Limonier (*citrus
medica, Linné. — C. limonum*). Il abonde en Algérie, dans le midi de la France et de l'Europe,
surtout en Italie, en Espagne, en Portugal, etc.

Le suc de ce fruit renferme une grande quantité
d'acide citrique ; ce qui le rend acidule, aigrelet.
Aussi, à dose faible, est-il, comme tous les acides
végétaux, rafraîchissant, anti-inflammatoire, anti-
putride, anti-vermineux, anti-fébrile, anti-scorbutique, etc. C'est l'anti-émétique ou anti-vomitif par
excellence.

Limonade au citron.	Tranches de citrons. Q. S. (*quantité suffisante*),
	Eau bouillante. . . . 1000 gram. (1 *litre*),
	Sucre. . . . . . . 64 gram. (2 *onces*).

Laissez infuser 1|2 heure. — Buvez à volonté.

Usages. — Contre les diverses espèces de stomatites ; contre la gastrite, l'inflammation des intestins, la dysenterie, la fièvre muqueuse, etc.

On peut aussi faire usage du sirop de limons, préparation pharmaceutique qui est très agréable au goût, et qui jouit des mêmes vertus médicamenteuses que la limonade naturelle.

La groseille, la framboise, la mûre, l'épine-vinette, le raisin, l'orange renferment le même acide, et jouissent des mêmes propriétés. On peut donc, avec une suffisante quantité de chacun de ces fruits, fabriquer une limonade analogue. On peut même faire usage de leur propre sirop pharmaceutique.

Oseille.

(PLANTE OU VÉGÉTAL).

Synonymes. — *S. français* : oxalide, vinette, herbe aigrette, surelle ; — *grec* : OXALIS. R. OXUS, acide ; — *latins* : oxalis, oxylapathum, rumex acetosa ; — *italien* : acetosa ; — *allemand* : Sauerampfer ; — *anglais* : sorel.

Cette plante vulgaire, base du bouillon aux herbes, renferme une grande quantité d'oxalate de po-

tasse (*acide oxalique et potasse*), dit sel d'oseille (1).
Cuite, elle est laxative ou purgative, rafraîchissante,
diurétique. Verte, elle est anti-gangréneuse, etc.

Bouillon d'herbes.	Oseille et cerfeuil, ana.	16 gram. (1|2 *once*),
	Sel	8 gram. (1|4 *d'once*),
	Beurre	32 gram. (1 *once*),
	Eau.	1000 gram. (1 *litre*).

Faites cuire convenablement. — Buvez à votre
gré.

Vinaigre.

(PRODUIT VÉGÉTAL).

Synonymes.—S. français : Vin-aigre, vinaigre rouge ou vinaigre de vin, vinaigre blanc ou vinaigre de
bois distillé, oxymel, oxéolat simple, acide acétique; — *grec* : oxos. R. oxus, acide, aigre, aigu,
piquant; — *latin* : acetum. R. aceo, être aigre; —

---

(1) Sel d'oseille, sel à détacher, oxalate acide de potasse
(*oxalas potassicus*). On le prépare surtout en Suisse. Là, on
l'extrait des oseilles indigènes et de l'Alleluia (*pain du coucou*).
Ce sel chimique décompose presque instantanément le Sulfate
de fer (*vitriol vert, couperose verte*, — *huile de vitriol ou acide
sulfurique et oxide de fer*) qui, avec la noix de galle, compose
l'encre noire ordinaire, Pur, c'est un poison violent.

italiens : aceto, vinagro ; — *allemands* : Weinessig, Essig ; — *anglais* : vinegar ; — *polonais* : ocet.

Le vin , le cidre de Normandie, la bière du Nord, les sirops et mélasses, les pois, les bois, les sureaux, les dattes, les caille-laits, etc., renferment de l'acide acétique (1) et fournissent des vinaigres estimés. Néanmoins, le meilleur vinaigre est celui qui nous arrive d'Orléans (*Loiret*).

Composition. — Le vinaigre ordinaire est composé d'eau, de bi-tartrate de potasse, d'acide acétique , d'une très faible quantité d'alcool, d'une certaine matière dite végéto-animale, enfin d'un principe colorant.

Propriétés. — Le vinaigre est surtout détersif, ou, pour mieux dire, il nettoie les plaies de mauvaise nature et les ulcères atoniques.

---

(1) L'acide acétique entre dans la composition de deux poisons funestes, savoir : L'ACÉTATE DE PLOMB CRISTALLISÉ (*sucre de Saturne*), et L'ACÉTATE DE CUIVRE (*vert de gris, verdet, vert de Vénus*). N'abandonnez donc jamais, pendant un long temps, une grande quantité de vinaigre fort dans un vase de plomb..... Ne faites donc jamais bouillir du vinaigre ordinaire dans une bassine de cuivre.....?

Oxycrat { Eau . . . . . 1000 gram. (1 *litre*),
rafraîchissant { Sucre. . . . . . 125 gram. (1\4),
et anti-putride. { Vinaigre. . . . 16 gram. (1\2 *once*).

Pendant l'été, ce breuvage est très salutaire à l'homme des champs, aux moissonneurs, etc.

Gargarisme { Vinaigre. . . . . 52 gram. (1 *once*),
anti-scorbutique { Miel rosat. . . . . 64 gram. (2 *onces*),
et anti-aphtheux. { Eau. . . . . . 250 gram. (1\2 *livre*).

AUTRE. { Oxymel (*vinaigre fort*). . 16 gram. (1\2 *once*),
{ Sirop de gomme. . . . . 52 gram. (1 *once*),
{ Eau . . . . 125 gram. (1\4).

Usages. — Contre le scorbut, le muguet, les aphthes, la stomatite pseudo-membraneuse, etc.

Petit-lait ou Sérum.

Synonymes. — *S. français* : lait clair, lait jaune, sérosité ou partie séreuse du lait ; — *grec* : ὄρρος é oros, sérum, petit-lait ; — *latin* : sérum ; — *italien* : siéro o siére ; — *allemand* : Molken oder Molkenkur.

Le petit-lait est le résultat de la coagulation du lait de vache frais et récent. Il contient de l'eau, du sucre de lait, de l'acide lactique, du chlorure de potasse, du phosphate de potasse et du phosphate de chaux, enfin une matière animale particulière. Si on l'additionne de Nitre (*azotate de potasse*), il devient diurétique, c'est-à-dire qu'il fait uriner ; et si on l'additionne de Crème de tartre soluble, il est plus laxatif, c'est-à-dire qu'il devient plus purgatif.

| Petit-lait | Sérum clarifié. . . . | 1000 gram. (2 *livres*), |
| diurétique. | Nitre. . . . . . . | 4 gram. (1 *gros*). |

| Petit-lait | Sérum. . . . . . | 1000 gram. (1 *kilo*.), |
| laxatif. | Crème de tartre soluble. . | 52 gram. (1 *once*). |

N. B. Vous pouvez remplacer la Crème de tartre par la Manne (64 *grammes*).

Le petit-lait devient tempérant si l'on y ajoute un sirop rafraîchissant (*Ex : sirop de groseilles, de framboises, de mûres, etc.,*).

| Formule : P. Petit-lait. . . . . | 1000 gram. (1 *litre*), |
| Sirop de groseilles. . . . | 125 gram. (1|4). |

MÉDICAMENS OU REMÈDES

DITS

ÉMOLLIENS.

Albumine.

Synonymes. — *S. français* : glaire ou blanc d'œuf ;
—*grecs* : LEUKÔMA, TO TOU ÔOU LEUKON ; — *latins* : album
ovi, albumen. R. mentum quod albet, chose qui
blanchit ; — *italien* : albumé ; — *allemand* : Eyern-
weiss.

L'Albumine est un principe immédiat, c'est-à-dire
une substance végétale ou animale composée d'Oxygène, d'Hydrogène, de Carbone, d'Azote, de Soufre
et de Phosphore.

On extrait l'Albumine végétale de la farine, des
pommes de terre, etc ; et l'albumine animale, du
sang, de la synovie articulaire, de la sérosité des
hydropiques. Enfin, on la trouve presque pure dans
le blanc de l'œuf (1) ordinaire. Je ne parlerai que

---

(1) Le mot français *œuf* vient du grec ÔON ; — *en latin :*
ovum ; — *en italien :* ovo ; — *en allemand :* Eye.

de l'albumine animale ; car c'est la plus commune, la plus connue, et la seule usitée en médecine.

Composition de l'Albumine ordinaire.—100 grammes de blanc d'œuf renferment 12 grammes d'albumine pure ou chimique, 27 id. de mucus, 5 centigrammes de sel de soude (*chlorure d'oxide de sodium*), et 8 grammes d'eau.

Comme tout le monde le sait, l'albumine liquide (*blanc d'œuf*), délayée dans une certaine quantité d'eau distillée, et filtrée, est transparente comme le cristal, sans odeur, et d'une saveur fade. Agite-t-on cette dissolution ? Elle devient aussitôt écumeuse. La soumet-on à la température de 60 à 70°? Elle se coagule promptement et devient solide, blanche, opaque, élastique. Dans le premier état, c'est-à-dire liquide, le blanc d'œuf est un antidote ou contre-poison universel; dans le second, c'est un aliment connu de tous les lecteurs.

Propriétés.— Usages médicaux.— Délayé dans une suffisante quantité d'eau, le blanc d'œuf est, dit-on, anti-fébrile ou anti-fiévreux? Uni à l'huile d'olives, il rend de grands services dans les brûlures en calmant la douleur. En préservant du contact de l'air les parties dénudées, il est aussi anti-inflammatoire.

Enfin, n'est-ce pas un aliment généralisé et de prédilection, une friandise pour les convalescens??

L'alcool, l'éther, l'eau forte (*acide azotique*) solidifient le blanc d'œuf en un clin d'œil.... Aussi décompose-t-il les sels vénéneux composés d'un acide énergique, tels que le Vitriol bleu (1) (*sulfate de cuivre,— huile de vitriol ou acide sulfurique et oxide de cuivre*), le Sucre de Saturne (2) (*acétate de plomb, acide acétique ou acide du vinaigre et oxide de plomb*), etc.

Le Sublimé corrosif (*Bi-chlorure de mercure*), poison infernal, est heureusement soumis à la même loi chimique. Donc, règle général, dans tout empoisonnement, donnez au hasard du blanc d'œuf dans de l'eau tiède. D'une part il provoquera des vomissemens qui expulseront une partie du poison nécateur; et de l'autre, il neutralisera le poison restant. Sur 100 cas d'empoisonnement, on a compté plus de 90 succès.

---

(1) Couperose bleue. C'est celle-là même dont on se sert dans nos montagnes pour le chaulage des blés.....

(2) Les marchands de vins sans foi se servent de ce poison pour adoucir les vins acides !!4 Quoùsque tandem... ?

| Blanc d'œuf anti-ophthalmique. | Blanc d'œuf. . . . . N° 1,
Eau distillée de Roses. 64 gr. (2 *onces*),
Alun. . . . . 1 gram. (18 *grains*). |

Agitez vivement. — Appliquez sur l'œil malade.

Ce collyre albumino-alumineux est styptique ou astringent.

| Topique contre les engelures, brûlures, etc. | Eau-de-vie. . . . . 52 gram. (1 *once*),
Camphre. . . . . 1 gram. (1\|4 *de gros*),
Alun . . . . . . 4 gram. (1 *gros*),
Blanc d'œuf. . . . . N° 1. |

Faites dissoudre le camphre et l'alun dans l'eau-de-vie ou alcool, puis *débattez* le blanc d'œuf dans le liquide mixte. — Imbibez-en un linge fin, et appliquez ce dernier sur la partie lésée.

| AUTRE. | Alkali volatil. . . . . 1 gram. (18 *grains*),
Blanc d'œuf. . . . . N° 1. |

Appliquez sur les engelures ou sur les brûlures.

Quelques mots sur ses usages industriels : — 1° On emploie surtout le blanc d'œuf (*albumine vulgaire*) pour clarifier les vins, les sirops et une foule d'autres liquides troubles.

On traite à chaud ou à froid. A chaud, l'albumine (*blanc d'œuf*) agit mécaniquement. Elle se coagule et se précipite, entraînant avec elle les corpuscules qui ôtaient au liquide une partie de sa transparence. A froid, c'est tout différent; car elle agit chimiquement. Ayant la singulière propriété de s'unir aux acides, l'albumine précipite, dans ce dernier cas, l'acide tannique suspendu dans les liquides que l'on désire clarifier, c'est-à-dire rendre transparents.

2° Avec l'albumine et la chaux vive, les faïenciers et les chimistes préparent un lut ou mortier très siccatif et très solide.

5° Les doreurs s'en servent en guise de mixtion (*mordant*).

Amande.

Synonymes. — *S. grecs* : AMUGDALON , AMUGDALIS , AMUGDALÈ. R. AMUSSÔ, piquer, être amère ; — *latins* : amygdalum dulce, amygdala dulcis ;— *italien* : mandala dolcé ; — *allemand* : süsze Mandel ; — *français*: amande émulsive, suave, comestible ; et amande amère ou cyanique.

L'amande est le fruit de l'Amandier (*amygdalus communis*), bel arbre fruitier de la famille des roses (*rosacées, pomacées, etc.*). Cet arbre est originaire de l'Algérie. De tous les arbres fruitiers, c'est celui qui, au printemps, fleurit le premier. Il a de 5 à 10 mètres de hauteur (15 à 30 *pieds de longueur*). Il abonde dans le midi de l'Europe. Le genre amandier compte deux espèces : l'une qui nous donne l'amande douce, l'autre qui nous fournit l'amande amère, dont la composition chimique et les vertus physiologiques sont bien différentes de celles de la première !

En effet, le noyau de l'amande douce contient 5 de pellicules, 5,50 d'eau, 54 d'huile fine, 24 d'albumine, 6 de sucre liquide, 5 de gomme, 4 de parties fibreuses, un tant soit peu d'acide acétique, et, suivant MM. Robiquet et Boutron-Charlard, de l'amygdaline et de la synaptase ou émulsine.

Celui de l'amande amère a la même composition ; mais il renferme un poison terrible : l'ACIDE CYAN-HYDRIQUE. Son amertume n'est-elle pas une défense naturelle de son emploi? N'est-ce point le cri du *noli tangere*, n'y touchez pas... ?

L'acide hydrocyanique se rencontre aussi dans le Laurier-cerise (*cerasus lauro-cerasus*), et dans la Cerise comestible, fruit du Cerisier commun (*cerasus vulgaris aut avium*). Cette dernière citation fera sans doute comprendre aux mères de familles le danger qu'il y a de gorger les jeunes enfans de ce fruit très agréable au goût et très innocent en apparence;

néanmoins si redoutable en réalité! — Je le demande? L'abus de ces fruits et du kirsch (*kirschenwasser, eau de cerises*) n'a-t-il pas déterminé maintes fois des défaillances, des paralysies, des attaques de nerfs, d'hystérie, d'éclampsie, d'épilepsie..... et la mort même?

Quoiqu'il en soit, l'acide hydrocyanique (*ainsi dénommée par Gay-Lussac*), est liquide, limpide, transparent comme le cristal, doué d'une odeur analogue à celle que répand un noyau de cerise écrasé, et d'un saveur fraîche et un peu amère. C'est le poison le plus nécateur (*meurtrier*) que je connaisse. En effet, pour en donner une idée frappante, il suffit de dire aux plus incrédules qu'une seule goutte de cet acide instillée dans l'œil d'un chien robuste, le terrasse en un clin d'œil....

Composition chimique.—Hydrogène et Cyanogène. *Formule* : C y. H.

Empoisonnement. — *Symptômes:* — Vertiges ou tournoiemens, pesanteur de tête, tintouins, titubation ou chancellement, respiration difficile ou oppression, battemens ou serremens de cœur violents; puis convulsions atroces, renversement de la tête en arrière (*opisthotonos*), raideur tétanique de tous les membres, insensibilité complète ; à la fin coma ou sommeil profond, relâchement de tous les muscles, respiration très faible et battemens du cœur presque insensibles,— mort.

Antidotes ou contre-poisons. — 1º Prenez 10 grammes (1|3 *d'once*) de chlorure de chaux , faites-les dissoudre dans un litre d'eau, et placez l'orifice du goulot de la bouteille sous les narines de la victime.

2º Faites des irrigations ou affusions d'eau froide sur la colonne vertébrale (*épine du dos*).

N. B. — Malgré ces effrayants effets, quelques audacieux , et Schèle en particulier, ont tenté de faire un agent pharmaceutique de cet agent formidable. Mais l'histoire lugubre des sept épileptiques n'est-elle pas trop récente pour tenter d'applaudir à des essais inhumains.... avec l'acide prussique médicinal ?

Grâce à une sage prévision de l'Auteur de la nature, près du poison meurtrier surgit toujours le remède salutaire. En effet, l'amande douce, comme l'indique son nom ; flatte non-seulement le goût ; mais adoucit encore bien des souffrances.... La composition intrinsèque de l'amande même ou noyau est la même que celle de la précédente ; moins l'acide formidable dont je viens d'effleurer la funeste action physiologique. Le noyau, et l'huile que l'on en extrait à froid par la compression, entrent dans une foule de préparations pharmaceutiques et vulgaires. Je me contenterai de citer et de décrire les principales.

1° Looch pectoral adoucissant et calmant.		
Amandes douces. . .	16 gram.	(1|2 *once*),
Sucre.	52 gram.	(1 *once*),
Gomme arabique pulvérisée	4 gram.	(1 *gros*),
Eau de fleurs d'Oranger.	16 gram.	(1|2 *once*),
Eau commune.	125 gram.	(1|4).

Baignez les amandes dans une suffisante quantité d'eau chaude, dépouillez chacune d'elles de leur pellicule ; puis, à l'aide d'un bistortier, écrasez-les toutes ensemble dans un mortier de marbre. Versez progressivement la quantité d'eau précitée et passez avec expression. Enfin, ajoutez la gomme, le sucre, l'eau de fleurs d'oranger, et délayez promptement.

Usages. — Contre les inflammations de poitrine, d'estomac, d'intestins, des organes génitaux, etc.

AUTRE.		
Huile d'amandes douces. .	16 gram.	(1|2 *once*),
Gomme arabique en poudre.	8 gram.	(2 *gros*).

Prenez un mortier de marbre, armez-vous d'un bistortier , et mélangez hardiment , vivement et long-temps, la gomme avec l'huile ; puis, à ce mélange homogène, ajoutez lentement et par petites portions :

Eau commune. . . . . 125 gram. (1|4),
— de fleurs d'oranger. . . . . 16 gram. (1|2 *once*),
Sirop simple. . . . . 52 gram. (1 *once*).

Une cuillerée à bouche toutes les heures.

Lait { Amandes douces mondées. 52 gram. (1 *once*),
d'amandes. { Eau ordinaire. . . . 250 gram. (1|2 *livre*),
(*Emulsion*) { Sucre. . . . . . . 64 gram. (2 *onces*).

Avec un bistortier de buis, pilez les amandes dans un mortier de marbre ou de bois; ajoutez une suffisante quantité d'eau, passez-les avec expression dans un linge; puis, faites fondre le sucre, et buvez enfin à votre gré.

Les amandes douces entrent aussi dans le sirop d'orgeat, préparation pharmaceutique que je regarde comme trop populaire pour nécessiter d'inutiles dé-tails.

1° Cérat { Huile d'amandes douces . . 125 gram. (1|4),
simple. { Cire blanche (*C. vierge*) . 52 gram. (1 *once*).

Prenez un vase de porcelaine, placez-le dans une marmite d'eau bouillante, faites liquéfier (*fondre*) ainsi la cire dans l'huile; et enfin, à l'aide d'un bistortier, agitez jusqu'à refroidissement complet.

2° Le CÉRAT A LA ROSE, dit pommade pour les lèvres, ne diffère du précédent que par l'addition d'un principe colorant (*Orcanette*) et de quelques gouttes d'essence de roses.

3⁰ Le cérat du célèbre Galien a la même composition, plus une certaine quantité d'eau distillée de
roses.

4⁰ Enfin, le cérat de Goulard n'est pas autre chose
que le cérat de Galien additionné de Sous-acétate de
plomb liquide (*Extrait de Saturne*).

Vertus. — Le premier est adoucissant, et rend de
grands services dans le pansement des blessures,
brûlures, etc., en préservant les tissus lésés du contact de l'air, de la dessication, de la putréfaction et
de l'adhérence des pièces de pansement. Mais, en
résumé, les trois dernières variétés de cérats n'ont,
comme la première, que des vertus ou propriétés
légères, mécaniques, hypothétiques..... que la crédulité publique et la bonhommie de quelques vieux
médicastres ont ridiculement exagérées....

<pre>
Liniment   ⎧ Chaux-vive. . .   10 gram. (1|5 d'once),
  contre   ⎨ Eau. . . . . .   Quantité suffisante,
les brûlures⎬ Alcali volatil. . . . 4 gram. (1 gros),
et les engelures.⎩ Huile d'amandes douces 64 gram. (2 onces).
</pre>

Triturez la chaux dans une certaine quantité d'eau,
ajoutez l'alcali volatil, puis l'huile d'amandes douces, enfin agitez le tout vivement.

Pour lotions, c'est-à-dire pour laver les brûlures
ou engelures des 1ᵉʳ et 2ᵉ degrés.

L'Huile d'amandes douces simple sert à faire des onctions ou embrocations adoucissantes.

Amidon.

Synonymes. — *S. français* : fécule amylacée ; — *grec :* AMULON. R. A privatif ; MULÉ, meule ; c'est-à-dire farine faite sans meule ; — *latin* : amylum ; — *italien* : amido ; — *allemand* : weisze Starké.

Composition chimique. — Hydrogène, Carbone, Oxygène et Eau.

Formule : $H^9 C^{12} O^9 + HO$.

Propriétés physiques. — L'Amidon ordinaire est blanc, brillant, pulvérulent, grenu, bruyant sous les doigts, léger, sans odeur ni saveur, insoluble dans l'eau froide ; — mais soluble, à 70°, dans l'eau imprégnée de *diastase* (Jacquelain).

L'Amidon est un principe immédiat que l'on obtient directement de plusieurs racines, tiges et fruits végétaux (*pommes de terre, arum, bryone, orchis, panais, marrons, châtaignes, froment, orge, riz, fèves, haricots, pois, lentilles, maïs ou blé de Turquie, etc.*).

Sa préparation, dit Dorvault, paraît avoir été découverte dans l'ile de Chio (1).

Les amidonniers français le tirent du blé comestible et de l'orge ordinaire. Mais, le procédé le plus expéditif et le moins coûteux est le suivant: On prend des pommes de terre, on les lave minutieusement, ou bien on les dépouille de leur pellicule (*épiderme*). On les râpe, soit au moyen d'un tamis en toile métallique, soit avec une râpe de ferblanc. On lessive sous un filet d'eau la pulpe ainsi obtenue, et on la malaxe à pleine main au-dessus d'un tamis ordinaire. Le courant d'eau entraîne la fécule dans une seille sous-jacente, qui est remplie d'eau de fontaine, et l'amidon se dépose lentement au fond de ce dernier récipient. On décante enfin, on lave à plusieurs reprises et l'on fait sécher le dépôt amylacé à l'air et à l'ombre; car au soleil l'amidon jaunirait.

Usages de la fécule amylacée. — L'Amidon ou fécule amylacée, comme tant d'autres médicamens,

____

(1) Ile de l'Archipel méditerranéen, possession de l'Empire turc ou ottoman.

est un protée qui a bien plus de réputation que de vertus.... Cependant, à son égard, je m'efforcerai d'être impartial.

1° La fécule de pommes de terre entre dans la confection du pain, et n'est point pernicieuse. — Elle fait cesser les démangeaisons insupportables des diverses inflammations de la peau: elle sert surtout à poudrer l'érythème intertrigo (*rougeurs des enfans*). — Récemment, d'un bout de la France à l'autre, on a vanté l'amidon vulgaire comme le premier anti-dysentérique et le premier anti-cholérique de l'univers. N'y a-t-il point là un tant soit peu d'exagération, disons même de charlatanisme? En ceci, hélas! comme en bien d'autres choses, n'attribue-t-on pas à l'un les vertus qui appartiennent à l'autre? L'amidon n'est-il pas le plus souvent délayé dans une suffisante quantité d'eau laudanisée ou aiguisée d'acide tannique? Comme l'acide astringent du tan, le héros de la médecine sydenhamique, ne revendique-t-il pas pour lui les éloges adressés à l'amidon? N'ai-je pas vu maintes fois, dans les rangs du paupérisme, le Laudanum, au sein de l'eau de feuilles de mauves, produire de surprenants effets sans son partenaire habituel, l'Amidon? Oui, mille fois déjà et tous les jours encore... Mais, que l'on me pardonne cette courte diatribe; car je ne veux que désabuser les vieilles commères sur les effets miraculeux du lavement d'amidon ! En plein dix-neuvième siècle , soyons clairs, soyons justes; dissipons les nuages qui obscurcissent les faibles intelligences, et, secondé par le sage ridicule moliérique, ne laissons point croire que M. Seringuinos a guéri bénignement un tel par un clystère amidonné, tandis que M. Gil-Blas n'a pu soulager tel autre avec un lavement aquoso-laudanisé...?

Comme toutes les fécules sont analeptiques ou reconstituantes , elles conviennent donc aux sujets épuisés par les excès vénériens, par des veilles continues, par des convalescences interminables, aux phthisiques ou poitrinaires, aux diarrhéiques, etc.

2° .Mais ce n'est pas toute son histoire. En effet, dans l'art chirurgical , il rend mécaniquement des services immenses. Avec de l'empois (*amidon cuit*), une bande et quelques languettes de carton, tout homme adroit peut réduire une fracture simple avec grand espoir de succès. Des faits éclatants brillent aux yeux tous les jours, et pourtant chacun reste incrédule ! On préfère recourir aux Fracassandos munis d'infernales et désastreuses machines qui naissent et surgissent pour un jour, et qui, après mille victimes, après mille gloseries, retombent, avec le nom de leurs inventeurs, dans un éternel oubli....

5° Comme agent toxicologique et docimasique, il trahit l'iode partout où ce corps chimique se trouve en sa présence, secret précieux dans un cas d'empoisonnement par cet agent terrible, et dans le cas de falsification de la farine ordinaire par l'une quelconque des fécules amylacées. Dans ces deux cas inverses, l'amidon revêt une belle coloration bleue, azurée ou légèrement violacée.

4° Délayé dans l'eau chaude et cuit, l'amidon donne l'empois, dont le principal usage est d'une notoriété publique. Le confiseur, le boulanger, le brasseur, le marchand de vins, le distillateur, le tisserand, le peintre, etc., tous tirent de grands avantages de ce produit industriel.

Outre les fécules ordinaires, le commerce offre encore aux consommateurs, comme aux médecins, plusieurs espèces de fécules amylacées rares ou étrangères, qui sont plus ou moins vantées par d'avides spéculateurs.

1° La fécule d'Arrow-root, si richement vantée, est retirée du *Curcuma angustifolia* (*Amomées*), des

Maranta arundinacea et indica (*id.*), et d'une foule d'autres plantes exotiques.

2° L'*Iatropha manihot*, de la famille des euphorbiacées, fournit le TAPIOKA et la MOUSSACHE.

5° Les *Sagus farinifera*, *rumphii*, etc., palmiers des îles Moluques, donnent le SAGOU.

4° Quant au SALEP (*sahleb de Perse*), dont les propriétés médicinales sont les mêmes que celles de l'ARROW-ROOT et de la FÉCULE DE POMMES DE TERRE, on peut l'obtenir des *orchis morio*, *latifolia*, *mascula*, *etc.* (*fleurs ou membres du bon Dieu*) (1). Pourquoi donc aller chercher à grands frais dans la Perse, dans les Grandes-Indes, tant de noms et tant de produits charlataniques? Les fécules de l'Orchis et de la Pomme de terre, dont les vertus sont les mêmes que celles des précédents, ne doivent-elles pas être aussi analeptiques, c'est-à-dire tout aussi fortifiantes que celles de l'Arrow-root, du Tapioka et de la Moussache.... ?

N. B. 100 grammes d'amidon, 400 d'eau et 2

---

(1) Ils abondent sur le sol de l'arrondissement de Pontarlier.

d'acide sulfurique (*huile de vitriol*), portés à 100°, donnent, après quelques heures d'ébullition, un mélange qui, traité par la craie, est privé de tout l'acide ; et l'on retire un produit connu sous le nom de *Dextrine chimique*. Mais on obtient la dextrine jaune ou impure en chauffant l'amidon sur des tôles métalliques portées à la température de 200°. Ce moderne agglutinatif remplace maintenant l'amidon dans tous les appareils de fractures. Si l'on prolonge l'ébullition du mélange précédent, au lieu de dextrine, on obtient du *glucose* ou *sucre de raisins*. Cette découverte est due au chimiste russe KIRCHOFF. La diastase produit le même effet que l'acide sulfurique.

Le glucose sert à adoucir les vins et la bière.

Althéa ou Guimauve.

Synonymes. — *S. français* : Althæa ou althœa, althée ; — *grec* : ALTHAIA. RR. ALTHÔ, ALDÔ, ALDAÏNÔ, je guéris. — IBISKOS, ÉBISKOS, IBÉSKOS. R. IBÉ, cercueil, parce qu'elle guérit et arrache du cercueil ?—*latins* : althæa, althœa officinalis ; — *italiens* : altéa, bismalva, malvavisco ; — *allemand* : Ibisch oder Eibisch.

Composition chimique de cette plante en général. — Gomme, amidon, matière colorante jaune, albumine, asparagine, sucre de canne, huile fixe.

L'Althéa ou Guimauve est une jolie plante de la famille des mauves (*Malvacées*) . Elle est commune en Europe, en France et dans les jardins de notre localité. Dans les lieux humides et fertiles, la tige atteint la hauteur de 2 mètres (6 *pieds*).

Caractères botaniques. — Racine, feuille, fleur.

RACINE pivotante, grosse comme le doigt, brunâtre en dehors, d'une blancheur éclatante en dedans, odeur nulle, saveur fade. — *Propriétés.* Comme la composition chimique de toute la plante a dû le faire prévoir, elle est émolliente, adoucissante, rafraîchissante, relâchante.

Tisane de Guimauve.	Racine de Guimauve.	16 gram. (1[2 *once*),
	id. de Réglisse. .	8 gram. (1[4 *d'once*),
	Eau.	500 gram. (1 *livre*).

Faites bouillir pendant dix minutes, etc.

Usages. — Contre les inflammations de la gorge, de la poitrine, de l'estomac, des intestins, des reins, de la vessie, des organes génitaux, etc.

Décoction émolliente.	Racine d'Althæa incisée. .	32 gram. (1 *once*),
	Eau.	500 gram. (1 *livre*).

Faites cuire pendant cinq minutes, etc.

Pour lotions dans les maladies des yeux; pour lavement dans les cas de constipation, de dysenterie; pour laver les plaies, les ulcères chancreux, les brûlures, les dartres, etc.

On abandonne la racine, dépouillée de son enveloppe corticale, aux jeunes enfans, autant pour les distraire que pour calmer leur rage dentaire et faciliter l'évolution de leurs dents. —La décoction simple de la racine de Guimauve entre dans la pâte de guimauve, préparation plus agréable qu'efficace. Elle fait aussi partie du sirop du même nom. Puis, chose curieuse! l'onguent d'Althæa n'en renferme point.

FEUILLE stipulée, alterne sur la tige, pétiolée, un peu en cœur, échancrée et dentée, d'un vert pâle, veloutée ou cotonneuse.

Cataplasme (Feuilles de Guimauve. . 52 gram. (1 *once*),
émollient. (Eau bouillante. . . . . Quantité suffisante.

En épithème sur les phlegmons, les abcès, etc.

FLEUR.—*Calice* double, l'intérieur à 5, l'extérieur à 6 ou 9 divisions; — 5 *pétales* à limbe rosé, découpés en cœur, unis à leur base; — *anthères ou mâles* en forme de rein et à filets soudés en tube; — *ovaire ou femelle* à plusieurs loges (*capsules*) et à un ou plusieurs grains ; — 1 *style*; — *stigmates* nombreux.

Infusion. { Fleurs de Guimauve. . . 8 gram. (1¡4 *d'once*),
{ Eau bouillante. . . . . 500 gram. (1 *livre*).

Laissez infuser pendant 10 minutes, passez par une étamine, édulcorez et buvez à votre gré.

Avoine.

Synonymes. — *S. français* : aveine; — *grecs* : BROMOS, BRÔMOS, BRÔMA. R. BRÔSKÔ OU BIBRÔSKÔ, se nourrir, manger, brouter; — *latin* : avena. R. avere, désirer; —*italiens* : avena, biada; —*allemands* : Haber, Hafer.

Cette indispensable production végétale est, dit-on, originaire de l'Asie? Colportée dans toute l'Europe, et transplantée dans notre patrie, elle croît en abondance dans les terrains humides, et, en général, dans tous les pays situés sous un climat tempéré. Elle appartient à la famille végétale la plus précieuse au genre humain, et la plus utile aux animaux domestiques. Je veux parler de la famille des Graminées.

Caractères botaniques de l'Avoine. — Racine, tige, feuille, fleur, fruit.

RACINE. Elle est annuelle, fibrilleuse. — Inusitée.

TIGE (*chaume*) droite ou légèrement penchée vers la terre, creuse ou tubuleuse, noueuse ou articulée à la naissance de chaque feuille ligulée, verdâtre, haute d'un mètre environ (5 *pieds*). — Elle sert à la nourriture des chevaux, etc.

FEUILLES vertes, engaînantes, étroites, ensiformes ou en forme d'épée, et rudes au toucher.

FLEURS disposées en panicule ou épi lâche: *épillet* à pédoncule arqué, à 2 glumes calicinales, renfermant une ou plusieurs fleurs. Chaque fleur a une *balle* ou enveloppe à deux valves ou *paillettes* (enveloppes florales), dont l'extérieure offre une arête tortillée ou genouillée. Ces paillettes sont verdâtres, lisses, rayées, carénées ou creusées en vaisseau. Les organes centraux ou fécondants de chaque fleur se composent de trois *étamines* (*mâles*), d'un *ovaire* (*femelle ou porte-graine*) surmonté de deux *styles* à *stigmates* plumeux.

Les balles ou paillettes servent à la confection des paillasses légères sur lesquelles les nouveaux-nés reposent mollement. Et ces petits corps, si méprisés par de stupides ignorans, remplissent encore, le plus avantageusement possible, les coussinets que l'on emploie dans les cas les plus graves de la chirurgie, et surtout pour la réduction des fractures simples ou multiples.

Le FRUIT est un cariopse (1) (*grain ou graine nue*). Le péricarpe, ou enveloppe du fruit, et la pellicule, ou membrane très mince qui adhère à la matière interne ou farine solide, constituent le *son*.

Composition chimique. — Le grain d'avoine renferme surtout de l'amidon, de l'albumine, de la gomme, un principe sucré, etc.

On y trouve fort peu de Gluten (*matière nourrissante par excellence*), ce qui fait que la pâte de la farine est bien moins nutritive que celle du froment comestible. Néanmoins, de nos jours encore, comme au temps reculé des barbares Germains, les plus pauvres habitans de nos montagnes couvrent leur table rustique d'un pain noir, fruit de leurs labeurs trop souvent, hélas ! arrosé de leurs sueurs et de leurs larmes..... et ce pain sauveur est le pain d'avoine...? Puissent ces lignes compatissantes faire

______

(1) Etymologie : KARÈ, tête. OPSIS, aspect ; c'est-à-dire qui ressemble à la tête?

sentir aux lecteurs qu'il est encore un cœur qui palpite et un cerveau qui vibre à la vue et au récit de tant de privations et de souffrances!!!

Les modernes citadins, comme les anciens, se servent aussi de la farine d'avoine pour préparer une légère bouillie, trop lourde encore pour leurs estomacs inertes.... Avec la graine mondée, on fait un gruau qui donne une tisane très émolliente. Hippocrate regardait cette boisson si simple comme l'antiphlogistique le plus précieux de l'univers.

On peut préparer une bière légère en laissant aigrir une suffisante quantité d'eau sur de la farine d'avoine. On filtre, puis on ajoute à la colature du sucre, du vinaigre ou du vin blanc. Au dire du docteur Pringle, c'est le liquide anti-scorbutique le plus énergique et le plus sûr.

Bouillon Blanc.

Synonymes. — *S. français* : mollaine, molène, bonhomme, cierge de Notre-Dame, herbe Saint-Fiacre, herbe cotonneuse ou barbue ;—*grec* : PHLOMOS ; — *latins* : herba barbata, verbascum thapsus ; — *italien* : verbasco ; — *allemand* : Wollekraut.

Le Bouillon blanc (1) est une plante vulgaire qui croît abondamment dans les endroits pierreux, et principalement sur le bord des chemins. Elle surgit partout où le pied de l'homme a laissé des vestiges, partout où sa main scrutatrice a remué le sol, et même au milieu des décombres. Malgré le mépris que l'on a pour elle, elle se montre l'amie fidèle de l'homme qu'elle suit partout. Ne semble-t-elle pas dire silencieusement au passant : la mort est là, et la vie est ici...?

---

(1) *Végétal* de la famille des scrofulaires (*Scrofulariées*). — *Caractères botaniques.* — *Racine* pivotante et rameuse, blanchâtre, presque ligneuse (*lignum, bois*). — *Tige* droite, unique ou rarement bifurquée, cotonneuse, haute de 1 à 2 mètres (5 à 6 *pieds*). — *Feuilles* alternes ou disséminées sur la tige, elliptiques, douces au toucher comme le molleton. — *Fleur* : calice verdâtre, à 5 divisions (*sépales*) ; corolle en roue, à 5 divisions (*pétales*) irrégulières, c'est-à-dire deux plus courtes que les trois autres ; cinq étamines (*mâles*) ; un ovaire (*femelle, matrice ou utérus végétal*) surmonté d'un style. Il donne un *fruit* ou *capsule* à deux valves et à deux loges remplies de graines nombreuses.

Il est une autre espèce aussi fréquente que la précédente : c'est le Bouillon noir (*Verbascum nigrum*). Les feuilles ne sont ni cotonneuses, ni blanchâtres ; mais d'un vert livide. Les fleurs sont jaunes ; les étamines sont barbues et d'un beau rouge amaranthe. Les feuilles et les fleurs possèdent les mêmes propriétés médicamenteuses que celles du premier. Ces deux plantes abondent sur le sol de l'arrondissement de Pontarlier.

Chose étrange ! comme la Gentiane, tous les animaux la respectent !

Quoiqu'il en soit, la racine et la tige sont inusitées ; mais les feuilles et les fleurs peuvent rendre journellement des services inappréciables. « Le Bouillon blanc, dit le docteur Gilibert, recèle un principe narcotique assez masqué pour n'en craindre aucun mauvais effet. La décoction des feuilles est admirable en lavement dans les ténesmes et la dysenterie ; elle calme les douleurs du fondement causées par les hémorrhoïdes : l'infusion des fleurs est le meilleur adoucissant des irritations de la membrane muqueuse intestinale ; elle procure un soulagement notable dans les ardeurs de poitrine, les toux convulsives des enfans, les coliques, la dysurie, enfin dans toutes les maladies dont l'indication consiste à modérer les spasmes et l'érétisme. La conserve des fleurs de bouillon blanc, appliquée sur les dartres rongeantes et sur les ulcères douloureux, diminue les demangeaisons. »

Les feuilles, quoique cotonneuses et inodores, peuvent remplacer avantageusement les feuilles de mauves, attendu que leur composition chimique est la même, et concourir à la confection de cataplasmes émollients.

Les fleurs, qui ont une odeur particulière et qui sont très difficiles à conserver (1), sont calmantes et soporifères, c'est-à-dire qu'elles portent au sommeil.

On dit que les graines de la Molène, jetées dans un vivier, étourdissent le poisson, lequel se laisse prendre alors à la main.

Dose.
{ Fleurs de Bouillon blanc. . 16 gram. (1|2 *once*),
{ Eau bouillante. . . . . 1000 gram. (1 *kilo*).

Laissez infuser pendant dix minutes, passez, édulcorez, buvez à volonté.

Bourrache.

Synonymes. — *S. français* : bourrache ; — *grec* BOUGLÔSSON ; — *latin* : borago aut corago. RR. cor, cœur ; ago, je pousse, j'agite, c'est-à-dire je donne du cœur, du courage, etc. ; — *italien* : borragine ; — *allemand* : Borretsch.

---

(1) A l'air et dans un lieu humide, ces fleurs perdent leur belle teinte dorée. On doit les conserver au sec, tassées dans une caisse de peuplier ou dans un flacon de verre hermétiquement bouché.

13

La Bourache est une plante annuelle que chacun regarde dédaigneusement croître dans un recoin de jardin. Mais sa graine, méprisée et abandonnée aux vents, court, au sein de la solitude, perpétuer une plante utile à ses persécuteurs... En effet, il n'est pas rare de la rencontrer fugitive au travers de nos campagnes monotones, où elle occupe l'ardeur de l'abeille ouvrière, où elle égaye, par la tendre coloration de ses fleurs d'un beau bleu céleste, le regard mélancolique du promeneur silencieux.

Plus heureuse sous d'autres cieux, on ne dédaigne point, comme plante potagère, et d'en couvrir la table rustique, et d'en orner les mets du riche citadin.

C'est à l'état sauvage qu'elle s'offre aux yeux du savant avec toutes ses formes naturelles.

La RACINE, qui est de la grosseur du doigt, est blanchâtre, pivotante et fibrilleuse.

La TIGE est branchue, succulente, cylindrique, creuse, et armée de poils blanchâtres, courts et piquants.

Les FEUILLES radicales sont spatulées et étalées sur le sol; les supérieures, non-pétiolées, sont alternes, rudes, vertes et hérissées de poils innombrables.

Les FLEURS naissent du haut de la tige axillaire, et à l'extrémité des rameaux et des ramuscules. Rougeâtres à leur naissance, elles revêtent, en vieillissant, la belle teinte bleue de l'outre-mer. Le *calice* est unique, à 5 divisions (*sépales*) réfléchies et persistantes ; la *corolle*, qui est d'une seule pièce ou monopétale, a la forme d'une étoile et offre 5 appendices ou écailles d'un blanc neigeux. Le centre recèle 5 *étamines* et un *ovaire* à 4 loges renfermant 4 graines : ce dernier est surmonté d'un *style* filiforme, lequel est terminé par un *stigmate* simple (1).

Au sein des écrits des humoristes antiques,

---

(1) *Botanique comparée ?* — Ne peut-on pas comparer avec justesse une fleur complète à un lit nuptial (*thalamus*). En effet, le calice et la corolle ne sont-ils pas les rideaux ou voiles sous lesquels une force créatrice, inconnue dans son essence, mais trahie par ses œuvres merveilleuses, a voulu dérober, aux yeux du vulgaire inattentif, le plus grand de tous les mystères de la nature : celui de la fécondation et de la reproduction des végétaux ? Le filet de l'étamine (*mâle*), dont la base offre souvent des glandes en quelque sorte testiculaires, ne doit-il pas être regardé comme l'analogue de la verge des animaux, et l'anthère, comme un pénis ? Quant au stigmate, n'est-ce pas une véritable vulve, le style n'est-il pas un irrévocable vagin, et l'ovaire enfin, un utérus ou matrice recélant le produit de la fécondation, c'est-à-dire l'œuf, l'embryon ou graine qui doit reproduire tôt ou tard un sujet semblable à celui qui lui a donné l'existence ?

on lit, en style humoral suranné, que la Bourache divise les humeurs, adoucit la bile , réta-
blit l'écoulement des fluides, et filtre les liquides
animaux, etc. Les iatro-chimistes modernes disent
que cette plante renferme, comme toutes les bora-
ginées en général, une certaine quantité de mucilage
et de nitre ou azotate de potasse.

Ce dernier principe la rend diurétique, dépura-
tive, rafraîchissante , dissolvante ; et le premier lui
communique des vertus émollientes et anti-inflammatoires. Mais, quoiqu'on en dise, je ne puis m'en-
pêcher d'ajouter à la fin que , infusée dans une certaine quantité d'eau bouillante, elle doit en partie à
la température, autant qu'à l'eau elle-même, sa propriété sudorifique et toutes les vertus énoncées ci-
dessus et si vantées jadis.

Infusion (Fleurs de Bourache. . . 8 gram. (1¡4 *d'once*),
simple.) Eau bouillante. . . . 500 gram. (1 *livre*).

Laissez infuser pendant dix minutes, passez et
sucrez.

Une tasse de temps en temps.

Décoction(Feuilles de Bourache. . . 16 gram. (1¡2 *once*),
simple. (Eau. . . . . 1000 gram. (1 *litre*).

Faites bouillir pendant dix minutes, etc.

N. B. On peut ajouter à cette infusion, et à toutes

en général, une certaine quantité de racine de réglisse ratissée et concassée (8 *grammes*).

La Buglosse ou langue de bœuf, la Cynoglosse ou langue de chien, les Myosotis ou plus je les vois plus je les aime, la Consoude ou consolidatrice (*des fractures, Paracelse?*), la Pulmonaire ou herbe aux poitrinaires, la Grémil ou herbe aux perles, la Vipérine ou herbe aux vipères appartiennent à la même famille botanique que la précédente, ont la même composition chimique et les mêmes propriétés médicamenteuses.

Capillaire.

Synonymes. — *S. français* : adiante , adianthe, cheveu de Vénus ; — *grec* : ADIANTON. R. ADIANTOS, non-mouillé. RR. A. priv. ; DIAÏNÔ, humecter ; c'est-à-dire qui ne s'imbibe pas d'eau ; — *latin* : adiantum capillus Veneris ; — *italien* : erba capillare ; — *allemands* : Frauenhaar, Vénushaar.

Le capillaire le plus usité en France est, sans contredit, le Capillaire indigène ou de Montpellier. Mais il en est encore un autre... le Capillaire du Canada ou d'Amérique (1), capillaire le plus charlataniquement renommé, sans doute à cause de son origine lointaine et de sa cherté !

Écrivant pour toutes les classes de la société, je dois satisfaire tous les esprits, tous les goûts et favoriser toutes les fortunes. Or, la science apprend qu'ils appartiennent tous deux à la nombreuse famille des Fougères, dont je donnerai un léger aperçu en traçant à grands traits les caractères botaniques du premier.

L'Adiante ou Capillaire de Montpellier est aromatique, mucilagineux, légèrement amer et astringent. Le corps de sa racine est brunâtre, presque horizontal et garni d'innombrables fibrilles. Le principal support des feuilles est une fausse et ténuissime tigellule, luisante, brune-noirâtre, que nos anciens ont comparé à un cheveu ou capillus : de là le nom de capillaire. Puis chaque feuille est supportée par un minime pétiole qui obéit à la simple loi de l'alternance. Toutes les feuilles ont une similitude frap-

---

(1) Les Américains en font tant de cas qu'ils s'en servent, au lieu de paille, dans toutes leurs caisses emballées !

pante. Chacune d'elles est découpée sur son bord
externe et supérieur, où elle offre au botaniste
scrutateur les organes de la fructification. Ceux-ci
se composent de capsules renfermant des grains
poudreux et microscopiques. Situées sous la face inférieure de chaque feuille recroquevillée margina-
lement, elles sont ainsi soustraites avec adresse à la
vue de tout observateur superficiel. Voilà l'idée la
plus générale que l'on puisse donner d'un des représentans de cette famille extrêmement curieuse.
Néanmoins, par une seule, on peut apprendre à les
connaître toutes, et l'on peut ainsi recourir aux fougères analogues qui foisonnent dans nos environs;
car elles possèdent, à de légères modifications près,
les mêmes caractères et les mêmes vertus. Elles sont
toutes pectorales et diurétiques. Les plus vulgaires
sont : 1° le Capillaire noir (*Asplenium adiantum nigrum*), qui croît sur les rochers humides ; 2° le Capillaire rouge ou Polytric des officines (*Asplenium
trichomanes*), qui croît en touffe sur les vieux murs;
3° la Sauve-vie ou Rue des murailles (*Asplenium
ruta muraria*), etc., qui surgit dans les fentes des
rochers diluviens et dans les crevasses des murailles
des temps antiques ; 4° la Scolopendre ou langue de

cerf (*Asplenium scolopendrium*) , qui pullule sur les rochers culminants de la Fauconnière, etc., etc.

Décoction. { Feuilles de Capillaire incisées. 16 gr. (1{2 *once*),
Eau. . . . . 1000 gram. (1 *kilo*).

Faites bouillir pendant dix minutes, passez avec expression, édulcorez.

Chiendent.

Synonymes. — *S. français* : trainasse, gremon ; — *grec* : AGRÔSTIS. R. AGROS, champ ; — *latins* : gramen, triticum repens, cynodon (KUÔN, *chien* ; ODOUS, ODONTOS, *dent* : *parceque les chiens, guidés par l'instinct, l'avalent et se font ainsi vomir mécaniquement*) ; — *italiens:* gramigna, dente canino ; — *allemands*: Grass, Qveckengrass, Hundsqvecke.

1º Cette plante appartient à la famille des Graminées , dont je ne redirai point les caractères botaniques. Elle fournit à l'art médical, non point une racine, mais bien un rhizôme, souche ou tige rampante, articulée ou noueuse, à fibrilles innombrables (*vraies racines*), très longue, grêle, blanche, inodore et d'une saveur sucrée. Elle renferme du sucre, de la gomme et de l'amidon. Elle est excessivement

commune dans les champs. Aussi est-elle le rafraîchissant, ou plutôt l'émollient le plus banal que l'on
puisse citer. On la prescrit à la dose de 52 grammes
(*1 once*) pour 1000 grammes (*1 litre*) d'eau ordinaire. Comme elle est coriace ou siliceuse, on doit la
laver et l'écraser préalablement, puis la faire bouillir au moins un quart d'heure. On peut ajouter du
nitre et du miel au décocté, afin de le rendre plus
diurétique et plus laxatif.

2° A côté du chiendent, on rencontre aussi dans
les campagnes le Chiendent pied-de-poule ou gros
chiendent (*Panicum seu Paspalum dactylon*), ainsi
appelé parceque ses rhizômes sont plus gros que
ceux du précédent.

Tous les cultivateurs, pendant les labours, en ré-
coltent immensément au printemps et à l'automne.

On a vu, dans les temps de disette, les Polonais, et
toutes les malheureuses peuplades du Nord de l'Europe, confectionner, avec la farine de cette tige sou-
terraine, un pain sustentateur.

5° Le Roseau de nos étangs et rivières, dit Roseau
à balais ou commun (*Arundo phragmites, Gramineœ*),
est, dit-on, émollient et dépuratif?

4° Enfin, il est une célèbre graminéenne méridionale, la Canne (*Arundo donax*) dont la racine brille dans toutes les recettes antilaiteuses des vieilles somnambules. En vérité, je vous le dis, elle n'a pas plus de vertus que le chiendent. Mais, hélas ! son étrangeté, sa porosité, sa coloration dorée et son lustre brillant ne suffisent-ils pas aux jongleurs pour leurrer grossièrement la gent stupide , imbécille et crédule?

Coquelicot ou Pavot.

COQUELICOT. — *Synonymes.* — *S. français* : pavot rouge, ponceau , crête de coq ; — *grec* : MÊKÔN. R. MÊKOS, moyen , remède , de MÊDOMAI, avoir soin, guérir ; — *latins* : erraticum papaver , papaver rhœas ; — *italien* : papavero salvatico ; — *allemand* : Klatschrose.

PAVOT. — *Synonymes.* — *S. français* : gros pavot, pavot des jardins, pavot blanc, pavot d'Orient, pavot somnifère, porte-sommeil ; — *grec* : NÉPENTHÈS (*Homère*) ; — *latin* : papayer aut papaver somniferum ; — *italien* : i papaveri del sonno ; — *allemand* : Mohn.

Le Pavot est connu de temps immémorial. Du

temps du fabuleux Morphée (1), il était l'emblème du

---

(1) Sans redouter la malicieuse critique, je veux remonter
dans cette note aux deux œufs de Léda... Eh bien ! dans la mythologie antique, Morphée était fils du Sommeil et de la Nuit.
On le représentait sous la figure d'un vieillissime barbu, muni
de deux ailes de chouette à la tête et de deux ailes de papillon
nocturne aux épaules, afin qu'il pût voltiger et planer sans bruit
dans les ténèbres. Il avait, dit-on, dans la main droite une
corne qui, à l'entrée de la nuit, répandait en abondance sur la
terre les songes, les visions, les ombres, les fantômes et les lu-
tins nocturnes ; et, dans la main gauche, un bouquet de pavots
qui a toujours été depuis l'emblème du Sommeil et de l'Oubli.
Il veillait à la porte de son père et endormait tous les tapageurs
nocturnes, en les touchant seulement de ces fleurs somnifères.
Voilà quel était le rôle du divin Morphée ! Mais je vais plus loin.
Le Sommeil, son père, habitait un palais sinistre. Il était situé
au fond d'un antre écarté, inconnu et ignoré des rayons du
soleil. A l'entrée fleurissaient une fouletitude de pavots et
d'herbes assoupissantes... Le fleuve d'Oubli serpentait silencieusement autour de l'antre inaccessible aux faibles mortels, autour
de cet antre ridicule, où le père Sommeil reposait mollement
sur un lit d'édredon voilé de rideaux noirs.

Puis, la Nuit, fille du Ciel et de la Terre, était représentée
couronnée de pavots et chargée de vêtemens noirs et étoilés.
Accompagnée de son émissaire chéri, le Hibou, elle parcourait
l'immensité sur un char d'ébène, traîné lentement par deux
chevaux noirs. Un enfant, tenant un flambeau crépusculaire,
précédait leur marche monotone. Enfin, à l'approche de l'Aurore
ou du Soleil, elle fuyait bride abattue. Chaque année on lui im-
molait l'ennemi du repos et de la fainéantise : le coq au chant
trop matinal.

Quant au Chaos, générateur du Ciel et de la Terre, c'était la
matière première, informe, existant de toute éternité et renfermant primordialement les principes de tous les êtres. —
Enfin, Dieu ou la Nature, dit Ovide, sans rien créer, ne fit que

paisible sommeil. Puis, Cérès, la déesse des laboureurs antiques (1500), l'unit aux céréales et en fit l'un des symboles de l'abondance. Et les héros d'Homère ne s'en servirent-ils pas au siége de Troie (1200) pour calmer les douleurs atroces de leurs profondes blessures? Dans les siècles moins antiques, le vieil Hippocrate (450) et le savant Dioscoride (50) ne l'ont-ils pas vanté comme somnifère et anodyn? Enfin, dans les temps modernes, le grand Sydenham (1624) n'a-t-il point dit quelque part que, sans le suc des pavots, il aurait renoncé à la pratique si ingrate de la médecine symptomatique? Mais, avant de faire connaître ses irrévocables vertus, je dirai que le pavot est le type de la famille des Papavéracées. Cette famille compte dans notre localité un grand nombre de représentans, dont la similitude est tellement frappante que, dans tous les temps et dans tous les lieux, elle a frappé l'œil du vulgaire.

Les deux espèces importantes à connaître sont :

1° Le Pavot blanc ou gros pavot, espèce étrangère

---

débrouiller le Chaos en séparant les élémens, et plaça chaque corps dans le lieu qui lui convenait.

Voilà dans quels ténèbres fantasmagoriques nos antiques pères ont erré pendant des milliers d'années...!

qui a été naturalisée dans tous les jardins, où, malgré les soins les plus attentifs, il dégénère chaque année et ne fournit plus que des sujets rabougris, dont les têtes ou capsules n'offrent pas le tiers de la capacité et de la vertu des types primitifs.

2° Le Coquelicot qui abonde dans les moissons. On rencontre encore, par-ci par-là, dans les environs de Pontarlier, le Pavot douteux (*Papaver dubium*), le Pavot argemone (*Papaver argemone*), etc.

Afin de ne point surcharger la mémoire du lecteur, je me bornerai à décrire le type des Papaveracées : le Pavot d'Orient.

Caractères naturels. — Racine, tige, feuille, fleur, fruit, graine.

La RACINE est inusitée.

La TIGE est haute de 1 à 3 pieds, branchue, droite, lisse, cylindrique et d'un vert pâle. Elle est aussi soporifère que la feuille, la fleur et le fruit.

La FEUILLE est large, lisse, succulente, d'un vert blanchâtre, alterne, dentée, sans support et embrassant la tige. Sa vertu hypnotique (*endormante*) est très grande.

	Feuilles de pavots. . .	32 gram. (1 *once*),	
Cataplasme.	— de mauves . . .	125 gram. (1[4),	
	Eau bouillante.	Q. S.	

Contre les douleurs rhumatismales, goutteuses, névralgiques ; contre l'inflammation des intestins, la difficulté d'uriner (*dysurie et strangurie*), etc.

La FLEUR a un *calice* verdâtre, luisant, à folioles concaves et caduques ; — une *corolle* à quatre pétales rouges, rosés ou blanchâtres, et à onglet noirâtre. — L'*ovaire* ou *fruit* est une *capsule*, que le peuple appelle TÊTE. Le style et les stigmates sont remplacés par un chapiteau ou disque rayonné ; et les étamines (*anthère noire, filet capillaire*) sont nombreuses. Les graines sont en nombre indéfini. Les capsules que la pharmacie française tire de l'Orient, sont très grosses, tandis que celles du pavot naturalisé sont abâtardies, petites, oblongues au lieu d'être sphériques, brunes au lieu d'être blanches après la dessication, et remplies de graines d'un brun-noirâtre et non d'une blancheur éclatante. Ces dernières, soumises à l'action de la presse métallique, donnent l'huile d'œillette (1), huile qui sert tant aux fraudeurs pour falsifier l'huile d'olives !

----

(1) L'huile d'œillette ne se concrète ou ne se solidifie pas par le froid le plus intense. L'huile d'olives, au contraire, se fige ou se congèle facilement à une basse température.

| Infusion calmante. | Feuilles de Pavot. . . . | 8 gram. (1|4 d'*once*), |
| | Eau bouillante. . . . | 500 gram. (1 *livre*). |

Laissez infuser pendant dix minutes, passez et sucrez.

Contre la toux simple, la coqueluche, la gastralgie (*crampes d'estomac*), les coliques d'entrailles, les attaques de nerfs, etc.

Tisane calmante.	Capsule de pavot coupée.	N° 1,
	Racine de Réglisse. . .	16 gram. (1|2 *once*),
	Eau.	500 gram. (1 *livre*).

Faites bouillir pendant dix minutes, etc.

Contre la dysenterie, la diarrhée, etc.

En pratiquant des incisions multiples aux capsules vertes, on obtient un suc laiteux qui, desséché au soleil, constitue l'Opium vrai ou indigène. Il sert à préparer pharmaceutiquement l'extrait gommeux d'opium, base de maintes recettes dont voici les principales :

Sirop calmant (S. *diacode*).	Extrait d'Opium (*somnifère*),	5 centigr.(1 *grain*),
	Eau ordinaire.	Q. S.
	Sirop de Gomme. . .	32 gram. (1 *once*).

Faites fondre l'extrait dans une petite quantité d'eau de fontaine, versez l'eau opiacée dans le sirop de gomme et agitez vivement.

Une cuillerée à café tous les 1|4 d'heure.

Contre l'insomnie, les crampes, les coliques, les attaques d'hystérie, etc.

Eau anodyne.
{ Eau distillée de roses. . . 64 gram. (2 *onces*),
Extrait soporifère. . . . 5 centigr. (1 *grain*).

Mêlez et agitez.

Contre les douleurs des dents (*odontalgie*), des aphthes, des plaies, des ulcères chancreux, etc.

Se gargariser la bouche pendant un long temps, ou baigner la partie douloureuse.

Huile calmante.
{ Huile d'Ocillette ou d'Olivette. 52 gram. (1 *once*),
Extrait mou d'Opium. . . 5 centigr. (1 *grain*).

Instillez dans l'oreille pour calmer les douleurs atroces qui siégent dans cet organe (*otalgie*).

L'opium brut entre dans la composition du Laudanum. Sydenham vantait si fort les merveilles de cet agent thérapeutique, qu'il le décorait du nom de calmant divin ou d'anodyn par excellence, c'est-à-dire méritant toutes les louanges possibles (*laudare*, *louer*).

Vingt gouttes de Laudanum de Sydenham contiennent cinq centigrammes ou un grain d'extrait gommeux d'opium ; et vingt gouttes de celui de Rousseau renferment dix centigrammes ou deux grains d'extrait d'opium.

Liniment narcotique.
{ Huile d'œillette. . . . . 52 gram. (1 *once*),
Laudanum de Sydenham. . 4 gram. (1 *gros*).

Mêlez et agitez.

En frictions contre la migraine, l'inflammation des oreilles, du nez, de l'estomac, des intestins, des reins, de la vessie, du méat urinaire, les douleurs rhumatismales, etc., etc.

| Contre la migraine. | Eau de Cologne. . . . | 32 gram. (1 once), |
| | Laudanum de Sydenham. | 4 gram. (1 gros). |

En frictions sur le front, sur la tempe et autour du pavillon de l'oreille correspondant à la douleur hémicranique.

AUTRE.	Vinaigre.	32 gram. (1 once),
	Eau.	64 gram. (2 onces),
	Extrait d'Opium . . .	50 centigr. (6 grains).

L'Opium donne chimiquement la Morphine, etc., agent thérapeutique trop redoutable entre des mains inexpérimentées !

En somme : L'Opium « est un des principaux ingrédiens des pilules de Cynoglosse et de celles de Styrax, de la thériaque d'Andromaque, du mithridate de Damocrate, du philonium romanum, du diascordium de Fracastor, de la poudre anodyne de Dower, et d'une foule de teintures, d'essences, de baumes, de poudres, d'électuaires, d'emplâtres et autres productions monstrueuses de la pharmacie galénique dont les progrès des sciences médicales ont fait enfin justice. » (*Flore médicale.*)

Voilà pour le roi des pavots. Mais le pavot à pétales rouges de sang et à onglets noirs de jais, le Coquelicot, est en vérité trop commun pour que je doive entrer dans de longs détails à son sujet. Il suffit de dire qu'après le premier pavot somnifère des pays chauds, c'est le plus anodyn et le plus calmant de tous ceux que la main prévoyante de la Nature a répandus dans les climats tempérés. L'odeur de ses fleurs, qui est nauséeuse et narcotique, accuse une énergie indubitable. L'incision faite à ses capsules détermine l'écoulement d'un suc gommo-résineux soluble dans l'eau ordinaire. Les feuilles et les fleurs, pilées et fortement comprimées, donnent, comme les capsules, un suc dont l'odeur et la saveur rappellent celles du vrai pavot d'Orient, et accusent leur parenté : et ce suc est aussi légèrement calmant et somnifère. Les médecins botanistes de tous les temps l'ont vanté comme adoucissant, calmant, anodyn, etc. Ils ont eu grandement raison. En effet, depuis plus de trois ans, je n'ai qu'à me féliciter de son emploi dans les maladies inflammatoires des poumons, dans les toux rebelles, les vieux catarrhes, la coqueluche ; contre l'élément douleur et l'insomnie, c'est-à-dire pour procurer un calme ou un sommeil salutaire.

Infusion. { Pétales de Coquelicots. . 8 gram. (1\|4 *d'once*),
{ Eau bouillante. . . . 1000 gram. (1 *litre*).

Laissez infuser pendant dix minutes, etc.

Datte.

Synonymes. — *S. français* : fruit du palmier phénix ; — *grec* : DAKTULOS, doigt, c.-à-d. fruit qui a la
forme des deux phalanges extrèmes d'un doigt (*bout
du doigt*); — *latins* : palma, palmula, palmæ pomum,
phœnix dactylifera ;—*italien* : dattero ; — *allemand* :
Dattel.

La Datte est le fruit d'un palmier, le Phénix por-
te-datte, arbre tropical qui a pour patrie l'Asie et
l'Afrique septentrionale (*l'Atlas*).

Le Dattier commun, ou Phénix dactylifera, fait
partie de la belle famille naturelle des Palmiers (1).

---

(1) Il est une citation botanique qui me semble mériter l'attention des lecteurs avides de pénétrer les secrets mystérieux de l'Auteur de la Nature. — Presque tous les arbres de
cette famille ont un seul sexe, ou sont *dioïques*, c'est-à-dire
que les mâles sont sur un arbre et les femelles sur un autre. Le
vent seul les rapproche, et porte la poudre fécondante du stigmate des palmiers mâles sur l'ovaire des femelles. Et, malgré
ce singulier mode d'accouplement, de fécondation et de multiplication, chaque année les fruits sont innombrables. Ne doit-

« Une forêt de dattiers est, pour le voyageur qui quitte celles de l'Europe, un spectacle tout-à-fait nouveau : à l'aspect de ces arbres majestueux, il se croit transporté dans un autre univers; ces forêts, toujours vertes, image d'un printemps perpétuel, occupent dans certains endroits plus de deux ou trois lieues de terrain. Les cimes touffues et rapprochées forment, au-dessus de la tête du voyageur, un dôme obscur soutenu par des milliers de colonnes d'une riche proportion, dont l'ensemble présente le temple le plus majestueux de la nature, et dont le silence n'est interrompu que par le concert harmonieux d'une foule d'oiseaux, hôtes aimables de ces lieux solitaires. Le sol lui-même, qu'ailleurs le so-

---

on point voir là un indice de la pérennité et de l'éternité de l'univers? Le règne végétal touche donc au règne animal. Un jour je parlerai du principe électro-vital et de la sensibilité des végétaux, et enfin des animaux-plantes (*zoophytes*) à enveloppe minérale (*corail*), qui relient les deux règnes précédents au règne minéral ou inanimé. — Mineralia incipiunt et crescunt ; vegetabilia nascunt, crescunt, vivunt et sentiunt; animalia nascunt, crescunt, vivunt, sentiunt et ambulant : les minéraux commencent et grossissent; les végétaux naissent, grandissent, vivent et sentent; les animaux naissent, croissent; vivent, sentent et marchent.

leil dessèche, ici abrité par l'ombre des palmiers, se couvre de verdure et de fleurs ; souvent la vigne embrasse de ses rameaux flexibles le tronc robuste du Dattier qui protège, par la fraîcheur de son ombrage, beaucoup d'autres arbres et arbustes. » (*Fl. m.*).

Les Arabes tirent de grands avantages de cet arbre inestimable. Avec le tronc, ils construisent la charpente de leurs maisons; avec le liber ou seconde peau, ils confectionnent des urnes imperméables ; avec les feuilles et leurs pétioles, ils fabriquent des paniers, des sacs, des balais, etc. ; avec la spathe ou fourreau qui renferme les fruits, des ustensiles de ménage originaux et curieux.

La tige incisée donne une liqueur mielleuse, et son centre renferme une moelle succulente et comestible.

Les feuilles se mangent crues ou cuites comme l'oseille ordinaire. En un mot, sous un climat brûlant, au milieu d'immenses solitudes, l'homme égaré trouve au pied de cet arbre un abri, une boisson et une nourriture toute providentielle.

Les dattes fermentées donnent une boisson analogue au vin; et distillées, elles fournissent un alcool estimé.

La Datte officinale est la seule partie du Phénix

usitée en médecine. Cette datte est de la grosseur, de la longueur et de la forme des deux phalanges extrêmes du doigt indicateur (*index*). Elle est brune, pulpeuse ou succulente, douée d'une saveur sucrée et délicieuse. Elle offre au centre un noyau sillonné, solide, corné, qui est enveloppé d'une membrane blanche et mince comme de la baudruche.

Hippocrate préconisait déjà ce fruit précieux contre le rhume et la toux (*inflammation de poitrine*), contre l'inflammation des intestins, la diarrhée, la dysenterie, la fièvre, l'étisie, etc. Et, de nos jours encore, on suit ponctuellement les antiques prescriptions du père de la médecine.

Tisane { Dattes mondées de leur noyau. 64 gr. (2 *onces*),
adoucissante.{ Eau ordinaire. . . . . 1000 gram. (1 *litre*).

Faites cuire pendant dix minutes, etc.

Figue.

Synonymes. — *S. français* : fruit du figuier, figue grasse, figue marseillaise, figue violette ; — *grec* : sukon ; — *latins* : fructus ficus, ficus carica ; — *italien* : fico ; — *allemand* : Feige.

Le générateur de la Figue, le Figuier, est un arbre à cime touffue et à rameaux chargés de feuilles qui sont découpées comme celles de nos érables champêtres. Cultivé depuis une infinité de siècles dans le midi de la France, cet arbre précieux paraît être originaire de l'Eden terrestre, c'est-à-dire du centre de l'Asie.

Quoique le peuple donne le nom de fruit à tout produit végétal arrondi ou pyriforme, pulpeux et comestible, la figue n'est pourtant pas un fruit dans toute la rigueur du mot. La vérité est que d'une poire elle n'a que l'apparence. Au début de la floraison, les mâles et les femelles sont étalés ou échelonnés sur un lit ou torus charnu, lequel en s'excavant et en se repliant sur lui-même, finit par englober les sexes pour les préserver des intempéries du printemps, et par prendre enfin la fausse apparence d'une poire succulente, offrant une ouverture ou pertuis à son sommet.

Cette courte description dissipera-t-elle l'ignorance de maints esprits populaires, et préservera-t-elle du ridicule une foule de beaux discoureurs qui parlent imaginairement avec emphase, non de la Figue (1), mais des poires d'un Figuier fructificateur?

____

(1) Anthocarpe tel que celui de l'If à fausse baie (*Taxus baccata*), arbre très commun aux Entreportes, près de Pontarlier.

La figue mûre paraît avoir été le mets de prédilection du premier homme. Et la feuille et la figue sont cités dans les ouvrages des écrivains de tous les siècles. Leur utilité et leur efficacité ne peut donc être douteuse. Si, à l'aide de la chimie moderne, on interroge les élémens de cette espèce de fruit anormal, la science reste d'accord avec l'instinct; car, après maturité complète et dessication régulière, on obtient une grande quantité de sucre et de mucilage, matières éminemment nutritives et agréables à tous les êtres animés. Dans tous les temps, cette production si extraordinaire a été employée comme nutritive, émolliente, adoucissante, lubrifiante, relâchante; et justement vantée contre la toux, l'esquinancie et tous les maux de gorge en général, la bronchite catarrhale, la coqueluche, la gastrite, la pleurésie et toutes les maladies inflammatoires des viscères internes.

Vertes, et la feuille et la figue renferment un suc laiteux, âcre, et, pour ainsi dire, corrosif. Les anciens l'employaient contre la lèpre et les dartres rebelles.

Après une fermentation prolongée, on peut en retirer de l'alcool.

Décoction ⟨ Figues incisées. . . . 64 gram. (2 *onces*),
adoucissante.⟨ Eau. . . . . . . 1000 gram. (1 *litre*).

Faites bouillir pendant 1[4 d'heure, retirez et passez.

Les feuilles sont bannies de la thérapeutique moderne.

Gomme.

Synonymes. — *S. français* : suc de l'Acacia ; — *grec* : KOMMI É KOMMIS; — *latin* : gummi aut gummis; — *italien* : gomma ; — *allemand* : Gummi.

Trois espèces de gomme sont en concurrence dans le commerce, dans la pharmacie et dans la médecine pratique : 1° la Gomme mixte de l'Arabie et du ꞁSénégal ; 2° la Gomme adraganthe ; 3° la Gomme nostrâs.

1° La Gomme ordinaire est un suc qui découle d'un grand et bel arbre de l'Afrique, l'Acacia véritable (*Acacia vera*). Cet arbre, haut de 5 à 10 mètres environ (15 à 50 *pieds*), appartient à la famille des Légumineuses (1). Le tronc a ordinairement 50 centimètres de diamètre (1 *pied*); la racine est rameuse; les branches sont nombreuses et lisses; les feuilles sont alternes et doublement ailées. La base de chaque feuille est garnie de deux épines élancées et très aiguës : de là le nom d'*Acacia* (R. AKÉ, *aiguillon, aiguille*; AKAINA, *épine*; AKADZÉÏN, *aiguiser, rendre aigu*). Les fleurs, réunies en bouquets globuleux, sont respectivement d'un beau jaune d'or, et situées à l'aisselle des feuilles. Le fruit est une gousse en forme de chapelet.

---

(1) *Caractères botaniques des Légumineuses.* — Calice d'une seule pièce, le plus souvent à 5 échancrures, c'est-à-dire à 5 dents. — Corolle à 5 parties (*pétales*) tantôt régulières (*espèces étrangères : Acacia, etc.*), tantôt irrégulières (*c'est-à-dire en papillon*) : les deux inférieures, rapprochées ou comme soudées, forment une espèce de vaisseau ou nacelle, dite *carène*; les deux latérales (*côtés*) portent le nom d'*ailes*; enfin la cinquième ou supérieure s'appelle *étendard*. — Les étamines (*mâles*) sont ordinairement au nombre de 10, divisées en 2 faisceaux, c'est-à-dire 9 dans l'un et 1 dans l'autre. — L'ovaire (*femelle*), simple et libre, est surmonté d'un seul style. — Le fruit (*gousse*) est à 2 valves (*V. coffes*) et à une ou plusieurs loges. Celles-ci renferment les graines, qui sont fixées à la suture (*côte*) interne.

Toutes les plantes de cette famille (*pois, fève, haricot, lentille, etc.*) offrent les caractères précédents; et, si je puis m'exprimer ainsi, toutes ces fleurs ont un air de famille surprenant.

La Gomme découle sur l'écorce de l'Acacia de la même manière que les gommes de notre pays ruissellent sur celles du Cerisier, du Prunier, etc. Elle a toujours été la principale nourriture des caravanes, des Bédouins, des Arabes, des Maures et d'une foule d'autres petites peuplades barbaresques du nord de l'Afrique.

Les gommes ne sont pâs autre chose que la sève descendante (*cambium*), qui, se trouvant trop abondante, gonfle et fait rompre l'écorce des arbres gommifères pour venir se concréter à sa surface.

2° Comme la Gomme ordinaire, la Gomme adraganthe provient d'une légumineuse, l'*Astragalus verus*, etc.

3° La Gomme nostrâs découle de l'écorce des arbres fruitiers les plus vulgaires.

En résumé, ces trois espèces de gomme sont employées journellement dans la pharmacie et dans la pratique médicale. En pharmacie, elles servent de *liant* dans certaine préparation pharmaceutique qui contiennent un principe huileux, etc. En médecine, les gommes sont un faux-fuyant banal contre toutes les irritations ou inflammations internes.

La gomme est un agglutinatif énergique, mais cassant.

Eau gommeuse.	Gomme arabique. . . .	32 gram. (1 once),
	Sucre.	64 gram. (2 onces),
	Eau froide.	1000 gram. (1 litre).

Faites dissoudre à froid.

Enfin, voici, comme dit Molière, les recettes de quelques juleps!

Julep adoucissant.	Fleurs pectorales. . . .	4 gram. (1 gros),
	Eau.	125 gram. (1|4),
	Gomme du Sénégal. . .	8 gram. (2 gros),
	Sucre.	16 gram. (1|2 once).

Laissez infuser les fleurs dans l'eau bouillante pendant dix minutes, passez par un linge avec ex-pression, puis ajoutez au liquide obtenu la sénéga-lienne et le suc cristallisé de la betterave, etc.

Julep gommeux.	Gomme arabique pulvérisée.	4 gram. (1 gros),
	Eau de fontaine . . .	125 gram. (1|4),
	Sucre	32 gram. (1 once),
	Eau dist. de fleurs d'Oranger.	8 gram. (2 gros).

Prenez un mortier de marbre ou de bois et un bistortier de buis; efforcez-vous d'unir par fractions l'eau à la gomme; puis, pour en finir, ajoutez le su-cre de canne et l'eau distillée de fleurs d'oranger, donnez deux tours de bistortier, et versez le tout dans une bouteille à juleps...

Jujube.

Synonymes. — *S. français* : fruit du jujubier, fruit

pectoral ; — *grec* : ZIZUPHOU É LOTOU KARPOS ; — *latins* :
zizyphum, zizyphus officinalis ;—*italien* : giuggiola;
— *allemand* : Brustbeere.

La Jujube est le fruit d'un petit arbrisseau épi-
neux originaire de la Syrie, province de la Turquie
d'Asie. Il était connu des Grecs sous le nom de zizu-
phos. Homère, dans son Odyssée, semble l'avoir dé-
nommé par le mot LÔTOS. Il attribue à la délicieuse
jujube la vertu surnaturelle de préserver ou de guérir de la maladie du pays (*nostalgie ou douleur du
retour*). Le Lôtos est si suave, dit-il, qu'il fait perdre
aux étrangers le souvenir de leur patrie. Au dire de
Pline le Naturaliste, il fut transporté à Rome sous le
règne de l'empereur Auguste, c'est-à-dire vers la
première année de l'ère moderne. Bientôt l'arbuste
privilégié se répandit rapidement dans toutes les pro-
vinces de l'empire romain, et parvint même jusque
dans la Gaule transalpine, c'est-à-dire à Marseille,
où l'on n'a point cessé de le cultiver depuis et où il
abonde encore, ainsi que tout le long du littoral de
la Méditerranée française. On le trouve aussi dans
l'Algérie et dans la province de Tunis.

Cet arbuste est de la famille des Rhamnées, famille à laquelle appartiennent les Nerpruns ou Noir-

pruns, espèces de pruniers qui abondent dans les taillis et dans les bois, et que les habitans de nos montagnes pontissaliennes connaissent si bien sous le nom de rhamniers ou de pruniers purgatifs. (*Rhamnus catharticus*, — *frangula*, — *alpina*, *etc.*).

Le fruit desséché du jujubier a la forme d'un petit œuf. Sa pellicule, qui est d'un beau rouge cramoisi, est ridée après la dessication. Entre cette petite peau et le noyau gît une pulpe brunâtre, molle, douée d'une saveur tout à la fois sucrée et agréablement acidule.

L'analyse chimique y accuse, comme dans presque tous les fruits émollients, deux principes : l'un sucré, l'autre mucilagineux. Tous deux sont dissolubles dans l'eau ordinaire bouillante.

Les Syriens et les Arabes du désert mangent le fruit du jujubier comme le mets le plus délicieux. Ils en nourrissent même leurs troupeaux chéris. Broyées dans une suffisante quantité d'eau, les jujubes donnent à ces peuplades barbares une espèce de boisson vineuse tout-à-fait nutritive et rafraîchissante. Soumises à la distillation, après une fermentation prolongée, elles donnent, dit-on, un alcool exquis.

Les médecins de la plus haute antiquité ont prescrit la décoction de ce fruit dans toutes les maladies inflammatoires. Elle agit merveilleusement dans les maladies de poitrine (*toux, catarrhe, enrouement*), dans la diarrhée dysentérique, dans l'inflammation des reins, surtout lorsque les urines sont rougeâtres ; dans toutes les maladies de la vessie et du canal de l'urèthre, dans les longues convalescences, dans les maladies de la peau, etc.

Décoction. { Jujubes privées de leur noyau. 64 gr. (2 *onces*),
Eau. . . . . Quantité suffisante.

Faites cuire pendant 1ı4 d'heure.

Cette décoction entre dans la pâte saccharo-gommeuse, dite pâte de jujubes (*pâte pectorale commune*).

Lichen.

Synonymes. — *S. français* : mousse d'Islande, mousse des rochers ; — *grec* : LICHÈN É LEICHÉN, lichen, dartre ; parce qu'il ressemble par sa forme et par sa coloration à certaines maladies de la peau ; — *latin* : lichen ; — *italien* : lichene ; — *allemand* : Islandiches moos, Lungenmoos.

Le principal lichen médical est une espèce de mousse coriace, rameuse, tortueuse, foliacée, déchiquetée, laciniée, d'un brun-rougeâtre ou d'un blanc-farineux et grisâtre. Il croit par touffes dans les lieux escarpés, stériles, arides et rocheux. Le plus estimé dans le commerce et dans l'art médico-pharmaceutique est celui d'Islande (*Physica islandica*). Mais, ennemi acharné de la fourberie, et désireux de substituer une production indigène à une spécialité lointaine trop coûteuse, à son sujet comme à l'égard de tant d'autres productions exotiques, je dirai que les Vosges, la Suisse, et voire même les environs de Pontarlier fournissent un lichen excessivement commun, lichen vulgaire qui a la même saveur, la même composition chimique et les mêmes propriétés médicamenteuses que le premier.

Sans mot dire, que le pauvre prévoyant profite de cet avertissement, que son esprit s'éclaire...., qu'il fasse une seule fois le modique sacrifice de l'achat d'un échantillon pharmaceutique ; et que, ce livre et un modèle à la main, il parcourt, dans les longs jours de chômage et d'ennui, les dômes du temple de la nature, les cimes de nos montagnes, sûr de rencontrer un aliment salubre et un remède salutaire qui mérite d'être récolté en abondance pour un jour néfaste.

Quelques citations prouveront ce que je viens d'avancer. Certains animaux font leur nourriture unique ou de prédilection de certaines espèces de lichen. Tel est le cerf de la Laponie, le renne rapide qui, docile à l'instinct, va brouter jusque sur les rochers les plus abruptes, et fureter sous les neiges éternelles du nord, le lichen dont il est si friand. Cette espèce de cerf au bois fourchu, cheval fidèle du lapon, sans autre aliment jouit d'une santé de fer, et franchit chaque jour l'espace avec une vélocité surprenante.

Une telle production végétale ne doit-elle point renfermer quelques principes secrets ? Et s'ils existent, n'ont-ils pas été insinués dans son sein, dès l'origine des choses, par une force prévoyante, invisible, mais reconnaissable à d'aussi étonnants effets.

Dans l'art vétérinaire, on conseille la poudre de lichen pour *refaire* les chevaux épuisés par de longues et incessantes fatigues. L'expérience confirme tous les jours cette assertion.

L'homme lui-même, suivant l'instinct d'abord, et plus tard fécondant son intelligence par l'investigation, scruta tout et fit enfin un arcane et un aliment à son goût et à sa mode.   15

Dès long-temps l'habitant du nord trouve dans le lichen comestible un aliment sain et confortant. Ainsi, à l'approche des hivers rigoureux, les misérables habitans de l'Islande se réunissent en troupes nombreuses pour aller moissonner, sur les cimes rocheuses d'un sol ingrat, cette utile cryptogame. Loin des peuples civilisateurs et sans recourir à des procédés perfectionnés, ils pulvérisent grossièrement le lichen et le conservent dans des tonneaux pour les temps de disette. Cette farine, d'un goût amer il est vrai, nourrit tout autant que celle du blé le plus estimé. Avec de l'eau et du lait, le malheureux du nord prépare journellement une bouillie qui prolonge ses jours jusqu'à un âge fort avancé.

De nos jours, l'esprit humain, parvenu à l'apogée de sa puissance, vante, après mille essais chimiques et physiologiques, et le mucus gélatineux et l'amer tonique des lichens. D'une part on vante scientifiquement la lichénine, ou fécule mucilagineuse, comme éminemment nutritive; et le principe amer, ou citrarin, comme un excellent fortifiant. En général, on conseille chaudement le lichen dans les débilités, les lésions chroniques du poumon, les faiblesses d'estomac, la scrofule, la maladie vénérienne, le scor-

but, la convalescence des maladies éruptives: telles
que la scarlatine, la variole, la rougeole; contre la
diarrhée et la dysenterie chronique, et dans une foule
d'états constitutionnels qui se ressemblent : la cachexie, le marasme, l'étisie, la consomption. Outre
les lichens d'Islande (*Cetraria islandica seu Lichen
islandicus*) — comestible (*L. esculentus*) — des ren-
nes (*L. rangiferina*) et le lichen vulgaire de nos con-
trées, on doit citer encore le lichen pulmonaire et celui en entonnoir (*L. pulmonarius, pyxidatus*), lichens
si vantés jadis contre les affections pulmonaires.

Enfin, pour ridiculiser les temps passés et pour
prouver le progrès invincible et irrévocable de l'esprit humain dans les temps modernes, ne dois-je
point citer l'Usnée de crâne humain (*Usnea plicata*)
qu'on laissait croître sur les crânes des pendus, lichen que l'on soldait au poids de l'or et que l'on
préconisait fanatiquement contre le mal incurable,
châtiment d'un Dieu vengeur... ?

| Décoction | Lichen ordinaire. . . | 16 gram. (1|2 *once*), |
| naturelle. | Eau. . . . . . . | 1000 gram. (1 *kilo*). |

Quand on veut utiliser le principe amer, on doit
simplement faire bouillir le lichen; puis on filtre et
l'on édulcore.

Mais désirez-vous priver le lichen de la majeure partie de son principe amer?

Faites-le infuser dans la quantité d'eau indiquée et additionnée de 4 grammes (*1 gros*) de potasse du commerce (*ou d'un sachet de cendre ordinaire*). Après une heure d'ébullition, rejettez cette première eau, et remplacez-la par une égale quantité d'eau de fontaine. Faites bouillir de nouveau pendant une demi-heure, passez et sucrez.

Avant de clore cet article, je dirai, en quelques mots, que plusieurs sujets de cette famille sont remarquables par la présence d'un principe colorant, qui est rendu sensible par un traitement chimique spécial. La Parelle et l'Orseille (*L. parellus et roccellus*) par exemple, traitées par un alcali (*potasse, ammoniaque, urine*) et soumises à une fermentation suffisamment prolongée, ne tardent pas à revêtir une belle couleur rouge, qui est si bien exploitée dans presque tous les arts industriels.

Lin.

Synonymes. — *S. français* : lin ordinaire ou commun, lin usuel ; — *grec* : ΛΙΝΟΝ ; — *latin* : linum vel linum usitatissimum ; — *italien* : lino ; — *allemands* : Lein, Flachs .

La multiplicité des usages médicaux et vulgaires du Lin usuel (*Linum usitatissimum*) réclame de longs détails.

L'art médico-pharmaceutique ne métamorphosant que les semences de cette plante si connue, je commencerai par faire connaître leur composition, les principales modifications qu'on leur fait subir, et les immenses avantages qu'elles offrent au médecin et au malade.

La graine du lin est inodore, aplatie, elliptique, lisse, brillante et de couleur puce. Mais la farine d'innombrables graines de lin a une odeur huileuse, fade, nauséeuse. Les graines cuites dans de l'eau ordinaire, et la farine délayée dans de l'eau bouillante, donnent un mucilage abondant. On retire de ces mêmes graines, soumises à la presse, une huile onctueuse, extrêmement siccative. Les deux principes ci-dessus énoncés en ont fait le premier anti-phlogistique, adoucissant, émollient, relâchant, affaiblissant de la droguerie médicale... Les graines, d'après Vauquelin, renferment encore du chlorure de potassium (*muriate, chlorhydrate de potasse*) qui leur communique une légère vertu diurétique.

La décoction mucilagineuse des graines mitige l'inflammation des poumons, de l'estomac, de l'intestin grêle (*coliques*), du gros intestin (*ténesme*), des organes génito-urinaires; la dysurie (*difficulté d'uriner*) la strangurie (*pissement de sang avec chaleur, douleur, irritation, picotement, cuisson, ténesme*), la constipation, la goutte, les maladies de la peau (*exanthèmes ou efflorescences*), etc., etc.

On peut y ajouter du lait sucré, afin de rendre le mucilage moins fade, moins nauséeux et plus digestible.

La farine de graines de lin, délayée dans une suffisante quantité d'eau bouillante, sert à confectionner des cataplasmes émollients, adoucissants, maturatifs ou résolutifs, que l'on applique avec grand espoir de soulagement sur les plaies, les ulcères, les tumeurs, les gonflemens, les engorgemens, les phlegmons, les abcès, les panaris, les clous ou furoncles, les bubons, etc., etc.

On peut les rendre plus calmants, plus anodyns, par des arrosemens de Laudanum de Sydenham.

Décoction de graines de lin.	Graines de Lin. . . .	16 gram. (1[2 once),
	Racine de Réglisse. .	8 gram. (2 *gros*),
	Eau.	Suffisante quantité.

Faites bouillir pendant 1[4 d'heure, passez et sucrez.

Cataplasme (Farine de graines de Lin 125gr. (1[4 de *livre*),
de farine de lin.) Eau bouillante. . . Quantité suffisante.

Étendez sur un linge fin, et appliquez à nu sur la partie douloureuse.

Comme matière alimentaire, certaines peuplades obscures de l'Asie ont fait usage de la graine pilée et cuite dans du lait miellé. Les Hollandais eux-mêmes y recoururent, dit-on, dans un temps d'affreuse disette. Mais, c'est une nourriture fade, visqueuse, nauséeuse et de difficile digestion pour les estomacs paresseux.

Enfin, dans quelques pays et dans le nôtre en particulier, le tourteau que l'on retire du pressoir après l'extraction de l'huile, sert à engraisser le gros bétail et les petits oiseaux de basse-cour.

L'huile de lin pourrait à la rigueur rendre les mêmes offices, mais son odeur désagréable et sa trop grande propriété siccative l'ont fait bannir de la thérapeutique moderne.

Rejetée par l'art médical, les arts industriels et l'économie domestique ont su en faire leur profit. Dégraissée à l'aide de la litharge (*massicot, protoxide de plomb*), on obtient une huile épurée et très siccative, que les peintres emploient dans tous leurs travaux artistiques.

Tout le monde sait le rôle important qu'elle joue dans l'éclairage public et domestique (1). Les mécaniciens modernes l'emploient continuellement, mais à tort, car elle est trop siccative, pour lubrifier les vis, les ressorts; pour faciliter le jeu, adoucir les frottemens et retarder l'usure des rouages des machines compliquées. Enfin, elle entre dans la composition de l'encre typographique qui sert à imprimer ces lignes.

La tige elle-même vient offrir à l'industrie humaine un aliment inépuisable. Écrasée, broyée, torturée de mille manières, elle donne le fil qui sert tantôt à la formation de maints tissus damassés, tantôt à la confection des plus riches vêtemens. Et,

---

(1) L'huile de lin ou des lampes produit une épaisse fumée, qui n'est pas autre chose que du carbone ou charbon ténuissime. Attiré par l'inspiration dans l'appareil pulmonaire, ce charbon ne se trouve-t-il pas accusé dans les poumons de certains phthisiques (*poitrinaires des ateliers*) par une teinte noire caractéristique ?

après mille métamorphoses étonnantes, le lin sert encore à la fabrication du papier. — « Il devient, en définitive, le dépositaire de nos sentimens, de nos affections et de nos idées ; et, à l'aide de l'imprimerie, il éternise les productions du génie, les élans sublimes de la pensée et assure à jamais les progrès des lumières et de la raison. » (*Chaumeton, etc.*)

Mauve.

Synonymes. — *S. français* : mauve sauvage ou des bois, mauve ordinaire, commune ou des jardins, mauve des officines ou des pharmacies ; — *grec* : MALACHÉ. R. MALASSÔ, amollir ; — *latin* : malva. R. mollio, j'amollis ; — *italien* : malva ; — *allemands* : Malve, Pappel.

Outre la Guimauve, la famille des Malvacées offre encore au botaniste du paupérisme deux plantes aussi précieuses que communes, et que l'on ne peut passer sous silence dans un ouvrage populaire. D'après le titre de la famille, tout le monde devine, sans doute, que je désire citer les mauves médicales, savoir : 1° la Mauve sauvage (*Malva sylvestris*) ; 2° la Mauve à feuilles rondes (*Malva rotundifolia*).

Ces deux espèces vulgaires offrant à peu près les mêmes caractères botaniques que la Guimauve officinale, je me dispenserai de revenir sur une description oiseuse ou trop scientifique, qui pourrait fatiguer la mémoire de la plupart des lecteurs.

Je me bornerai donc à faire savoir que, comme l'Althéa, les types principaux de la famille des mauves abondent dans notre localité et renferment une très grande quantité de mucilage gommeux, ce qui les rend nutritifs et émollients au plus haut degré.

Comme plante alimentaire, les anciens en faisaient un usage journalier, de même que, de notre temps, nous employons journellement une foule de plantes nutritives, émollientes et rafraîchissantes, telles que les épinards, la laitue, la romaine et plusieurs autres végétaux analogues.

Comme plante médicinale, elle est d'un usage si vulgaire que je rougis presque de retracer ses usages quotidiens et ses banales vertus. En effet, de vieilles *circées* ne vantent-elles pas à tout venant, à tort et à travers, les vertus innombrables des fleurs et des feuilles de la mauve des apothicaireries du siècle dernier? Mais, un moment, faisons trève à la science et ne dédaignons point leur langage... Les mauves, disent-elles, ne sont-elles pas émollientes, rafraîchissantes, lubréfiantes, relâchantes, désobstruantes, désopilantes...?

L'infusion des fleurs de mauves, sucrée ou miellée, ne guérit-elle pas, *à la longue*, la petite vérole, la rougeole, la fièvre scarlatine, l'effrayant érysipèle, les maux d'oreilles, les maux d'yeux, les maux de gorge, les esquilancies, les vomissemens de sang, le poitrinisme, les cours de ventre, le pissement de sang, etc., etc...?

Et les feuilles, cuites et appliquées sous forme de cataplasmes, ne diminuent-elles pas la douleur, la chaleur, la rougeur et le gonflement? — Ne font-elles pas mûrir les engorgemens, les clous, les grosseurs, les bosses, les loupes et les tumeurs?—Ne calment-elles pas la douleur mordicante des plaies et des ulcères rongeants; le ténesme, les tranchées et les coliques?

Les fumigations malvacéennes enfin ne font-elles point disparaître, comme par enchantement, les chutes du fondement (*hémorrhoïdes externes, marrisques, extroversion du rectum, etc.*)?

Que dire de plus? Qu'ajouter à ce fatras? Rien, hélas! tant, à ce sujet, la médecine charlatanique a

jeté de profondes racines dans les rangs populaires,
tant elle a fait jusqu'à ce jour de funestes progrès ! ! !

Nymphéa ou Nénufar.

Synonymes. — *S. français :* nénuphar ou nénufar
jaune, et nénuphar blanc ou blanc d'eau, lis d'eau,
lis des étangs, lune ou volant d'eau, herbe aux pla-
teaux ; — *grec :* NUMPHAIA. R. NUMPHÉ, nymphe des
eaux (1) ; — *latin :* nymphæa vel nénufar ; —
italien : ninfea o nénufar ; — *allemands :* Seeblume,
Wasserlilie, Weisse seerose.

Dès l'origine du monde, le Nénuphar, avec les

---

(1) Les anciens donnèrent, dit-on, ce nom à la Nymphée
jaune, parce qu'une nymphe éperdue d'amour pour Hercule,
héros fabuleux, mourut du chagrin de n'avoir pu lui plaire entièrement ou d'avoir essuyé quelques infidélités. Après sa mort,
les dieux, touchés d'un sort aussi déplorable, la métamorphosè-
rent en cette plante, dont la couleur a toujours été le symbole
de l'infidélité.

Quelques érudits prétendent que le nom de NUMPHAIA LEUKOS
ou de Nymphæa alba a été donné au Lis blanc des étangs, parce
que la blancheur de ses pétales rappelle la pureté et l'innocence
d'une beauté en son jeune âge. Dans le langage des fleurs, cette
dernière, comme le Lis candide, est encore l'emblème de l'innocence. — La Mythologie anime tout et fait tout parler.

noms duquel chacun de nous est familiarisé depuis l'enfance, a fixé l'attention de presque tous les peu-les de l'univers. La fleur de ce végétal énigmatique, sur laquelle repose avec tant de complaisance les regards de tous les admirateurs de la belle nature, naît et grandit au milieu des eaux stagnantes. Chacun ne l'a-t-il point vue, comme un astre réflété et brillant, venir osciller et s'épanouir majestueusement à la surface miroitante des eaux tranquilles ? Et ses larges feuilles verdoyantes, suivant docilement le mobile liquide, ne forment-elles pas au loin un parterre agréablement trompeur?

Lors même que cette jolie plante n'aurait que l'avantage d'embellir le séjour de l'homme, ne devrait-elle pas exciter encore notre admiration et éveiller nos rêveries philosophiques? Après avoir été, pendant tous les temps qui ne sont plus, le sujet des fables les plus grossières, ne réclame-t-elle point, en nos jours de lumières, une juste vengeance littéraire et scientifique? Oui, je le crois: il est temps enfin de débrouiller le chaos des vieilles croyances et des idées erronnées; et de secouer le joug de l'ignorance, du fanatisme et des préjugés antiques.

Le Nénufar jaune d'or étant très commun

dans les eaux dormantes des environs de Pontarlier, je le décrirai de préférence à son congénère , le Nénufar blanc, afin de me mettre à la portée de presque toutes les intelligences.

Le Nénufar doré (*Nymphæa lutea vel aurea*) est l'un des plus beaux types de la famille des Nymphéacées. Il offre au studieux examen du botaniste rural, une racine (*espèce de souche ou rhizôme*) spongieuse, très-longue, énorme (*de la grosseur du bras*) et couverte d'écailles d'un brun-noirâtre, écailles triangulaires qui, à une certaine distance et sur son fond blanc-jaunâtre, lui donnent l'aspect d'un lézard tacheté ou d'un énorme serpent bigarré.

Elle renferme de la gomme, de l'amidon, de l'albumine et du sucre de canne. Elle est nutritive, émolliente, amère, styptique ou astringente (*resserrante*).

Les feuilles de nénuphar sont quelquefois si nombreuses que, par un mirage trompeur, elles semblent former au loin une vaste plaine flottante.

Elles sont découpées en cœur et supportées par un long pétiole qui leur permet de s'étaler à la surface des eaux. Chose remarquable à dire, la face inférieure, qui adhère capillairement à l'eau, n'offre

aucun stomate (*bouche*), tandis que la face supérieure, étalée à l'air libre, offre un très grand nombre d'orifices qui permettent à chaque feuille d'exhaler une grande quantité d'oxygène et d'absorber
une partie de l'acide carbonique de l'air atmosphérique. — Ne peut-on pas comparer les feuilles
en général aux poumons des animaux?

Les fleurs, dont l'odeur est spermatique, sont situées à l'extrémité d'une longue hampe ou pédoncule. Elles ont un calice à 4 ou 5 folioles verdâtres;
une corolle à pétales nombreux; une foule d'étamines ; un ovaire lagénarié, ou en forme de bouteille, à plusieurs loges et à plusieurs graines. Celui-
ci est surmonté d'un style discoïde, lequel est surchargé de stigmates nombreux et rayonnés.

Le Nénufar blanc, à part l'absence de coloration,
offre à peu près les mêmes caractères botaniques.

Voilà les deux seules espèces que l'on rencontre
dans les eaux du Drugeon, du lac de St.-Point, etc.

Le Nénuphar du Nil a toujours été en grande vé-
nération. Les plus anciens habitans de l'Egypte l'a-
vaient consacré au Soleil dont il était l'emblème. Ils
en tressaient des couronnes pour orner la tête de la
plus grande de leurs déités mystifiques, la tête de

l'informe Osiris! Plusieurs despotes de l'antiquité l'ont fait frapper sur de grossières médailles honorifiques et sur de vils métaux monnayés. Mais, chose inexplicable, elle a attiré et captivé l'attention des premiers hommes qui, par instinct, se livrèrent les premiers à l'étude de la nature, et qui tentèrent de faire un usage hasardeux des simples pour apporter un soulagement ou une guérison radicale aux maux qui affligent l'humanité. L'opinion si généralement répandue qu'elle est rafraîchissante, calmante et anti-aphrodisiaque (*contre l'amour*) remonte à la plus haute antiquité. Aurait-elle fixé l'attention des observateurs grossiers de ces vieux temps, parce qu'elle vit au sein du liquide le plus rafraîchissant dont l'homme a du faire primitivement usage? Depuis, les auteurs de matière médicale, admettant les fables du vieux temps, ont tous répété jusqu'à ce jour que le nénufar possède la propriété incompréhensible d'émousser l'aiguillon de la chair et d'éteindre les feux de la lubricité et de la concupiscence.

Mais, moi, n'écoutant ni Dioscorides, ni Pline le Naturaliste, échos des erreurs populaires de leur temps, ni les savans jongleurs de notre époque, je dirai, en deux mots, que je ne la croit douée que de simples vertus émollientes; et que, sans autre boisson ni autre aliment, on doit sûrement finir par tomber dans une atonie ou faiblesse générale qui peut bien anéantir tous les esprits générateurs.

Quoiqu'il en soit, les cénobites de la Thébaïde et les ermites du désert ont fait jadis un grand usage de cette racine pour déraciner la racine d'un mal naturel ou chimérique, et involontaire.

Et, à ce sujet, tous les lecteurs ne connaissent-ils point la crédulité ou la fourberie qui régnait dans tous les couvens de moines et de religieuses avant la rénovation des idées, avant la révolution magique de quatre-vingt-treize? Et, depuis soixante années, le nénufar n'a-t-il pas suggéré au peuple clairvoyant mille lardons piquants, mille proverbianas naturels, mille chansons érotiques qui ne périront jamais? Enfin, n'est-il pas journellement l'arme de la critique des excentricités amoureuses?

Les faits ne contredisent que trop de vieilles absurdités. Ne voit-on pas, en effet, les peuples du Nord allier la farine de la racine du nénufar à celle de l'orge, de l'avoine et du froment, et engendrer néanmoins des hordes d'esclaves? Après cette citation, que dire de l'*electuaire de chasteté*, ridicule ar-

cane prôné par des médicastres et des charlatans fa-
natiques, qui ont fait ou qui cherchent à faire encore
d'innombrables dupes ! ! !

A part les vertus émollientes, astringentes et nutritives de la racine de la Nymphe blanche des eaux,
je pense que les éloges outrés de toutes ses autres
vertus surnaturelles ne sont que des fariboles.

Olive.

Synonymes. — *S. français* : fruit de l'olivier ; —
grec : olive, ÉLAIA (*Homère et Dioscorides*) ; ÉLAION,
huile d'olives ; — *latin* : olea aut oliva, olive ; oleum
vel olivum, huile d'olives ; — *italien* : uliva, olive ;
oglio o olio d'oliva, huile d'olives ; — *allemand* :
Olife.

Historique. — L'Olivier, d'origine asiatique, est
un des arbres les plus anciennement connus. Les
peuples enfans de la vieille antiquité se prosternaient
au pied de cet arbre sacré, qu'ils adoraient comme
un dieu protecteur et bienfaisant. Dans ces temps de
ténèbres et de barbarie, il était défendu, sous peine
de mort, soit de le brûler, soit de l'employer à des

usages profanes. L'histoire des siècles héroïques nous apprend que la feuille de cet arbre vénéré était réservée aux guerriers vainqueurs. Tout lecteur érudit ne sait-il pas qu'un rameau d'olivier tressé en couronne fut long-temps l'unique et modeste récompense des héros vainqueurs qui rendirent la liberté, la paix et la prospérité à leur patrie bien-aimée ?

Un rameau d'olivier n'est-il pas encore, en nos jours de progrès, le symbole de la paix ?

Comme médicament, la feuille est astringente et pourtant inusitée. Le bois sert aux tourneurs et aux ébénistes pour confectionner des objets d'un art admirable. On récolte sur son écorce un suc concret, connu sous le nom de *gomme d'olivier*. Elle servait autrefois à composer un emplâtre très agglutinatif, qui, au rapport de Pline l'érudit, arrêtait presqu'instantanément toutes les pertes de sang. Cette préparation est malheureusement tombée en désuétude pour faire place aux poudres hémostatiques de colophane, de sandaraque, etc. Le fruit est plus précieux que les parties précédentes. A l'état de maturité, c'est un drupe ovoïde, à pellicule d'un noir bleuâtre, à pulpe verdâtre, âpre, amère et inodore.

Tout le monde sait que les olives convenablement préparées (1) font les délices des gourmets de notre siècle matérialiste.

Le pressoir en fait jaillir une huile citrine, transparente, d'une saveur très douce et très agréable. Cette huile si vulgaire est émolliente, adoucissante, légèrement purgative et anti-vermineuse. Elle rend de très grands services dans les brûlures et dans toutes les inflammations en général.

Looch lubrifiant.	Huile d'olives. . . 16 gram. (1∣2 *once*), Gomme arabique. . . 8 gram. (2 *gros*), Eau de fontaine. . . 125 gram. (1∣4), — dist. de fl. d'oranger. 16 gram. (1∣2 *once*), Sucre. . . . . . 32 gram. (1 *once*).

Préparation. — Voyez page 175, ligne 22e.

Usages. — Contre les indigestions, les coliques, les tranchées ; dans les fièvres putrides, les échauffemens internes, etc.

---

(1) Avant complète maturité, c'est-à-dire vers la dernière période de leur verdeur, on les récolte et on les baigne dans de l'eau aiguisée de potasse ou de soude, afin de les rendre plus tendres et de les priver de leur apreté. Puis, on les laisse macérer, pendant un long temps, dans une saumure aromatisée par diverses plantes odorantes. Ces préparations successives suffisent pour les rendre comestibles, et pour en faire un des condimens les plus recherchés.

Dans les pays méridionaux (*Provence, Languedoc, Italie, Espagne, etc.*), elle remplace le beurre des pays montagneux dans toutes les préparations culinaires.

Les mécaniciens, les armuriers, les horlogers, etc., s'en servent pour graisser les rouages de toutes les machines de précision. En parfumerie, elle est la base de tous les cosmétiques et de toutes les huiles odoriférantes modernes, que tant de flibustiers vendent au poids de l'or.

Huile parfumée.	Huile d'olives. . . . 52 gram. (*1 once*), Essence de citrons (*de roses, de bergamotte, de patchouly, etc.*), . . . 1 ou 2 gouttes.

Agitez.

Enfin, pour ne rien omettre, je dois dire que les ministres du culte catholique, après en avoir fait une huile sainte, l'usagent pour oindre les sens des moribonds arrivés au moment suprême, et pour sacrer la tête des rois parvenus à l'apogée d'une puissance et d'une grandeur éphémères.

Orge.

Synonymes. — *S. français :* Orge ordinaire, vulgaire, commune, mondée, grosse orge, escourgeon, épautre ; — *grec* : ΚΡΙΤΗΒ ; — *latin* : hordeum vulgare ; — *italiens* : orzo, orzo mondato ; — *allemand* : Gerste.

L'orge vulgaire appartient à l'immense famille des Graminées, famille botanique dont j'ai parlé antécédemment. Plusieurs auteurs érudits avancent qu'elle est originaire de la Russie. Cette assertion, si elle était irréfragable, expliquerait facilement l'abondance de cet utile végétal dans les climats les plus rigoureux et surtout dans les pays de montagnes. Ce qu'il y a de positif, c'est que, dès la plus haute antiquité, plusieurs peuples nomades, et les Arabes en particulier, ont donné exclusivement de l'orge à leurs intrépides chevaux. Et, de temps immémorial, les peuples de l'Europe, où cette graine foisonne, la distribuent avec largesse au bétail et à la volaille. L'heureux instinct qui a poussé les animaux à faire usage de la plante entière, n'a-t-il pas conduit les premiers hommes à faire de la graine un aliment innocent? Sans m'égarer dans le dédale des conjectures, je dirai tout d'abord que le grain d'orge renferme beaucoup de fécule amylacée et de mucilage. Il est donc tout-à-fait nutritif et émollient. Aussi les barbares, dirigés par l'instinct, en firent-ils surtout un usage quotidien comme aliment nourrissant. Après l'avoir écrasé, broyé ou torréfié, ils le mangeaient sans plus de façon dans du lait miellé.

Avec de la farine d'orge, de l'huile d'olives, du vin, du miel et du lait, les anciens Grecs, peuple le plus civilisé de l'antiquité, confectionnaient des gâteaux indigestes qui, dans les siècles grossiers, passaient pour être d'un goût exquis. Mais, soit dit en passant, ceux que l'on prépare encore dans les campagnes pour les grands jours de gala, ne sont-ils pas renouvelés des Grecs?

L'orge mondée n'est, à proprement parler, que de l'orge ordinaire qui a été attentivement triée. Aujourd'hui, on dépouille le grain d'orge de son enveloppe au moyen de la meule. On obtient ainsi l'orge perlée. Cette orge est ainsi appelée parceque les grains, alors blanchâtres et sphériques, ressemblent assez bien à des perles communes.

Avec l'orge mondée ou perlée, et de la racine de réglisse, on peut préparer une tisane agréable.

Tisane d'orge.	Orge mondée ou perlée.	.	52 gram. (1 *once*),
	Racine de Réglisse.	. .	8 gram. (1|4 *d'once*),
	Eau.	.	1000 gram. (1 *litre*).

Faites cuire pendant une demi-heure , etc.

L'orge perlée concourt à la préparation de soupes et de potages très salutaires aux convalescens de maladies graves, soit internes ; soit externes. Quant au gruau (*grues ou griottes*), ce n'est pas autre chose que de la farine d'orge grossière, que l'on a fait sécher lentement à la chaleur modérée d'un four ordinaire. Avec le gruau, on fait, comme chacun doit le savoir, une espèce de bouillon tempérant, rafraîchissant et relâchant.

L'orge germée prend le nom de *malt* ou *moult*, et le *malt* moulu constitue la *drèche* qui sert à préparer la bière, heureuse invention des peuples germains (*Allemands*).

Dans certaines parties de la France, et en Franche-Comté en particulier, on prépare un pain d'orge qui est l'aliment presque exclusif des pauvres laboureurs. Cependant, il faut l'avouer, l'orge ne renferme que très peu de gluten et n'est, par conséquent, que très peu nourrissante. Ne peut-on pas attribuer au pain d'orge et au pain d'avoine, surchargé de farine de pommes-de-terre, c'est-à-dire à une alimentation mauvaise et insuffisante, la cause des maladies graves qui moisssonnent annuellement les campagnes (*fièvres typhoïdes, scorbut, scrofules*)? En effet, que peuvent engendrer de bon, l'eau de citerne, le cérat altéré et corrompu et un pain peu ou pas nutritif; mets qui sont, hélas! les seules bases de l'alimentation des campagnards plongés dans la plus affreuse misère?

En médecine, l'orge passe pour reconfortante, émolliente, adoucissante, rafraîchissante, relâchante, lubréfiante, diurétique, pectorale, calmante, anti-scorbutique. Elle est en honneur dans le traitement de toutes les inflammations : aphthes, esquinancie, gastrite, fièvre simple, muqueuse ou typhoïde, bilieuse, hectique; fluxion de poitrine, douleurs de reins, de la vessie, de l'urèthre; diarrhée, dysenterie, maladie vénérienne, scorbut, scrofules, etc., etc.

La décoction d'orge entrait autrefois dans le sirop d'orgeat; mais elle a été expulsée de cette agréable préparation, parcequ'elle déterminait toujours une fermentation qui lésait les intérêts pécuniaires des préparateurs. Cette absence, il est vrai, n'est pas très préjudiciable.

Elle entrait aussi dans le sucre d'orge, préparation banale qui n'a plus qu'un nom mensonger.

Qui ne sait que la farine d'orge entre dans tous les cataplasmes émollients, maturatifs ou résolutifs que l'on peut imaginer à la campagne?

Enfin, pour terminer par une sortie contre le charlatanisme, je recours à un écrit moderne, qui a été rédigé par trois ennemis acharnés de l'empirisme irrationnel. « La décoction d'orge, disent Chaumeton, Poiret et Cortambert, convenablement édulcorée, acidulée ou aromatisée, selon les circonstances, est infiniment préférable à toutes ces infusions et décoctions plus ou moins dégoutantes, et à ces ridicules fatras de drogues dont les médicastres, les chiriâtres, les empiriques et les charlatans, titrés et sans titre, ne cessent d'accabler les tristes victimes de leur audacieuse cupidité et de leur funeste pharmacomanie. »

Docile à la leçon des grands maîtres qui m'ont précédé dans la carrière épineuse que je m'efforce de parcourir, je ne pousserai pas plus loin l'entassement des descriptions superflues. Puisqu'un seul anti-phlogistique suffit rationnellement, puisque quelques-uns au plus peuvent rassasier tous les goûts, je me bornerai donc à citer tous les autres anti-inflammatoires que l'on rencontre épars dans les ouvrages modernes voués au dogme médical, et ne ferai connaître que sommairement leurs principales vertus et les préparations sensées qui ont résisté à l'injure du temps.

Et d'abord, je trouve en première ligne le blanc de baleine, les semences de cacao, le chèvrefeuille, la colle de poisson, la corne de cerf, la gélatine, les graisses, le lait, l'escargot ou limaçon de vigne (*Hélice vigneronne*), la mie de pain, le miel, l'ortie blanche (*lamier*); — puis la pariétaire, le pied-de-chat, les raisins secs, la réglisse, le riz; — enfin le tussilage et les violettes.

1° Le Blanc de Baleine (*cétine, ambre blanc, sperma ceti, album ceti, adipocire, cetaceum*) (1) est une matière onctueuse qui existe dans les cavités de la tête du cachalot, espèce de baleine ou poisson mammifère cétacé (*c'est-à-dire porte-mamelle écailleux*). On l'a employé long-temps, on l'emploie même encore

---

(1) Synonymes, ou mieux dénominations charlataniques, qui ont servi et qui servent encore à maints fripons pour vendre vingt fois la même substance sous un nom différent.

comme béchique, c'est-à-dire comme l'adoucissant par excellence des toux, rhumes, catarrhes, asthmes; des inflammations de l'estomac et des intestins, etc., etc.

Looch
adipocireux.
- Blanc de baleine. . . . 1 gram. (18 *grains*),
- Huile de noisettes . 16 gram. (1|2 once),
- Gomme arabique . . 4 gram. (1 *gros*),
- Eau. . . . . . . 125 gram. (1|4),
- Sirop de gomme. . . 52 gram. (1 *once*)·

Préparation. — Voyez page 175, ligne 22e.

Pommade
de cétine,
d'adipocire, etc.
- Blanc de baleine. . 32 gram. (1 *once*),
- Cire vierge. . . . 4 gram. (1 *gros*),
- Huile de noisettes. . 64 gram. (2 *onces*).

Faites fondre au bain marie, c'est-à-dire dans un vase (*écuelle, bol*) de porcelaine flottant sur l'eau bouillante, et agitez jusqu'à refroidissement complet.

Pour frictions. — Contre les pustules du visage, la couperose, les gerçures des lèvres, les engelures du lobule de l'oreille, des doigts, des orteils; l'inflammation des narines, les démangeaisons de la vulve, les hémorrhoïdes, etc.

Il entre aussi dans une foule de pommades cosmétiques que préparent et que vendent la plupart des perruquiers modernes.

Crème
pour le teint.
(*Cold cream*).
- Blanc de baleine. . 1 gram. (18 *grains*),
- Cire. . . . . . . 4 gram. (1 *gros*),
- Huile d'amandes douces. 16 gram. (1|2 once),
- Eau de roses. . . . 52 gram. (1 *once*).

Faites fondre comme il a été dit plus haut; puis retirez du feu et ajoutez l'eau de roses par fractions en remuant continuellement jusqu'à entier refroidissement. — N. B. On peut y ajouter 1 gramme de blanc de fard et 1 grain de carmin.

Pour oindre les joues bourgeonnées, tachées, lentillées, gercées, ridées, déflorées, etc., etc.

2° Le Cacao, fruit du cacaotier ou cacaoyer d'Amérique, sert à préparer le beurre de cacao et le chocolat. Le fruit entier du cacaoyer a la forme d'un concombre, et les semences qu'il renferme ressemblent à de petits marrons. Ce sont ces dernières qui donnent le beurre de cacao, beurre qui se conserve si longtemps sans rancir. Elles sont encore la base de mille préparations si lucrativement vantées : telles sont le Racahout des Arabes, le Palamoud des Persans, le Théobrôme ou nourriture des dieux...

Les principaux cacaos sont les cacaos caraque, de la Trinité, de Saint-Domingue, des îles, maragnan, soconusco, de la Martinique, de la Guadeloupe, etc.

Comme le beurre de cacao est si commun, et ses usages si simples et si connus, je me dispenserai d'étaler même une recette. Quant au chocolat, il y en aura toujours en Suisse comme en France, tant de si bonne et de si mauvaise confection que, quoiqu'on die, les prix les plus élevés guideront toujours le riche clairvoyant, et les noms les plus guindés tromperont sans cesse le pauvre crédule.

5° L'arbrisseau grimpant dit Chèvrefeuille des haies, fournit à la matière médicale des feuilles astringentes, et des fleurs cordiales, béchiques ou calmantes. Les autres chèvrefeuilles qui fourmillent dans les taillis des environs de Pontarlier, sont : 1° *le Chèvrefeuille ligneux*, que les Russes boivent en tisane pour se purifier ou se guérir de la vérole, du scorbut, de la goutte, et d'une foule d'autres altérations du sang. — 2° *le Chèvrefeuille à fruits noirs*, vulgairement dits poisons; — 5° *celui des Alpes*, dont les feuilles sont innocentes; mais dont les fruits rouges sont vomi-purgatifs.

La famille des Chèvrefeuilles offre encore le *Sureau* à fruits rouges ou noirs. Les fleurs passent pour sudorifiques, et ses fruits donnent un rob (*confiture*) assez agréable. — l'*Hyèble*, dont les fruits servent à colorer les vins factices; — la *Viorne obier*, ou boule de neige, qui n'est qu'une plante d'agrément; — la *Viorne lantane*. Les jeunes enfans mangent, dans le courant de l'automne, les fruits noirs de ce dernier sous le nom de *mûrons*. On peut en faire une excellente confiture.

4° La Gélatine est la base des os, des cartilages, des tendons (*vulg. nerfs*), etc. On peut l'obtenir des os en les traitant par l'acide chlorhydrique (*esprit de sel*). Cet acide s'empare de la chaux et laisse la gélatine molle à nu. Celle-ci conserve la forme de l'os. Elle a servi long-temps à préparer des bains émollients et des bouillons peu ou pas nutritifs. On a de la propention à y renoncer. Néanmoins, on fait encore des pâtes et des capsules pectorales qui ont de l'analogie avec la Pâte de jujubes.

5° Les Graisses ordinaires (*suif, saindoux, oing, axonge, etc.*) servent à faire des frictions sur les grosseurs, les gonflemens, les phlegmons, les panaris, les engelures, les brûlures, les clous ou furoncles, etc., etc. Je n'ose m'étendre davantage sur ce sujet; car notre siècle progressiste rirait aux éclats si on lui parlait de la graisse d'ours, de blaireau, de cheval, de petits chiens, de bouc, de chair humaine dont on faisait crédulement usage avant la révolution de 93, graisses auxquelles des sorciers menteurs attribuaient des cures merveilleuses, graisses auxquelles quelques esprits exorcisés ajoutent encore une foi aveugle après un simple ouï-dire ou après la simple lecture de certains livres grotesques… Tant chez nous la crédulité a de force !

6° Les Laits de vache, de chèvre et d'ânesse sont nourrissants, adoucissants et sudorifiques. Puisque le lait est un aliment qui ne fait de mal à personne, il me semble inutile d'en dire davantage.

7° La Mie de pain a servi long-temps dans la pratique civile, dans les hôpitaux et dans les armées, à préparer une eau émolliente, dite eau panée. Mais chaque docteur de la renaissance, redoutant un surnom ridicule, y a renoncé complètement. Elle est donc passée à l'état latent dans les recettes des empiriques, rebouteurs, rhabilleurs et autres médicastres du même genre.

5° Le Miel, suave produit de l'abeille domestique, est un édulcorant aussi ancien que le monde. C'est celui dont les premiers hommes ont dû faire instinctivement usage comme étant le plus naturel que l'on puisse rencontrer en tous lieux. Aussi, je le conconseille avec enthousiasme ; car, étant d'un caractère méfiant, je suis un tant soit peu ennemi des métamorphoses que l'on fait subir aux plantes génératrices des divers sucres français et étrangers.

9° L'Ortie blanche (*Lamier blanc*) a des fleurs qui sont expectorantes, adoucissantes, calmantes. Quoique tombées dans l'oubli depuis un grand nombre d'années, elles méritent de revivre dans l'arsenal pharmaceutique de l'indigent.

10° Le Pied-de-Chat (*Gnaphale*) donne aussi des fleurs pectorales qui ont été justement popularisées.

11° La Pariétaire, la racine de Réglisse, le Raisin sec, le Riz, le Pas-d'Ane (*Tussilage*) et la Violette ont une vertu que des milliers d'années n'ont pas encore pu leur ravir, et qui les a toutes rendues populaires.

12° Enfin, je terminerai cette énumération fastidieuse par un mot sur la Colle de Poisson. Ce n'est pas autre chose que la vésicule natatoire des habitans du liquide élément (*Esturgeon, etc.*). Sa base est la gélatine. On emploie la colle de poisson sous forme de lavemens émolliens dans les douleurs (*ardeurs, brúlemens*) d'entrailles. Elle sert à faire le taffetas d'Angleterre, la colle à bouche, les pains à cacheter. Des restaurateurs en ont même fait des gelées comestibles diversement aromatisées. Eh ! faut-il en rire ? Tout l'univers ne sait-il pas que mille médecins renommés, qui nous ont devancé dans la

même carrière, sont allés jusqu'à prôner avec ferveur les bouillons révoltans du hideux Lézard, de
l'immonde Crapaud, de l'effroyable Vipère, du sâle
pénis de Cerf et de Taureau, de la risible corne de
Cerf et de Rhinocéros, bouillons gélatineux que l'on
s'efforce de faire revivre encore sous le nom ridicule
de Pâte pectorale d'Escargots ? ! ! !

PLAN GÉNÉRAL

DE LA

MÉDECINE GÉNÉRALISÉE.

Sommaire. — 12 CLASSES. — Inflammations. Fièvres. — Pestes. — Pertes de sang. — Pertes blanches. — Hydropisies. — Maux de nerfs.—Mauvaises constitutions. — Maladies phyto-vermineuses. — Maladies de la peau. — Empoisonnemens. — Lésions ou altérations des organes internes et externes. — Chirurgie et pharmacie.

INFLAMMATIONS OU PHLEGMASIES.

Voyez, de la page 49 à la page 166 inclusivement, la description et le traitement de chacune des inflammations les plus communes.

SUPPLÉMENT.

INFLAMMATION INTERNE DE LA POMME D'ADAM OU EXTINCTION DE VOIX. — *Causes*. Hérédité; refroidissement; cris; chants; parole soutenue; etc. —*Symptômes*. Enrouement ou perte de la voix; toux rauque et quinteuse;

crachats épais; douleur sourde; respiration difficile.
— *Traitement*. Cravate de laine; boissons chaudes ;
bains de pieds; mouches de Milan au cou; purgatif
léger. — Terminaison heureuse.— Mais, si l'inflammation est manquée au début, elle reste souvent
chronique; et conduit, en définitive, soit à l'altération ou à la perte de la voix, soit à l'incurable
étisie.

INFLAMMATION DU CERVEAU ET DE SES ENVELOPPES.— *Causes*.
Chute sur la tête; refroidissement prolongé; coup
de soleil; abus des spiritueux ; chagrins; frayeur;
etc. — *Symptômes*. Malaise, étourdissemens, douleur sourde, pesanteur de tête, hébétude, douleur
de tête gravative. Tout bruit est insupportable.
Pouls petit, vite, fréquent; yeux fixes, pupilles ou
prunelles resserrées, front ridé; gémissemens plaintifs; vomissemens de bile jaune ou verdâtre et amère; agitation continuelle, délire, fureur, parole incessante; puis assoupissement, et terminaison souvent malheureuse. — *Traitement*. Saignée du bras
ou sangsues derrière les oreilles; eau froide sur la
tête; lavemens purgatifs; moutarde aux jambes;
diète.

INFLAMMATION DE LA MOELLE ÉPINIÈRE. —*Causes*. Voyez

plus haut. — *Symptômes*. Douleur tout le long du dos et dans les membres inférieurs ; immobilité, raideur, renversement de la tête en arrière ; convulsions intermittentes ; intelligence saine ; respiration difficile ; terminaison souvent funeste. — *Traitement*. Ventouses scarifiées ou sangsues le long de la colonne vertébrale ; purgatif violent ; diète.

Inflammation du coeur. — *Causes*. Excès, coup, chute, frayeur, chagrin. — *Symptômes*. Douleur poignante au niveau du sein gauche ; battemens violens ou palpitations inaccoutumées ; sensation obscure d'un corps lourd qui semble comprimer la poitrine et gêner la respiration ; pâleur et défaillance ; pouls faible, presque nul, irrégulier, sautillant. — *Traitement*. Saignée ; tisane tempérante et diurétique ; diète. — Guérison très fréquente.

Inflammation du foie. — *Causes*. Coups, chutes, chagrins, excès de table, chaleur excessive, émanations putrides, marécageuses, etc. — *Symptômes*. Douleur sourde siégeant au-dessous des côtes inférieures du côté droit ; malaise ; perte de l'appétit, bouche amère, langue jaunâtre ou bilieuse, vomissemens ; blanc de l'œil jaune-safran, teint jaunâtre (*ocreux*) ; agitation, inquiétude, insomnie. Néanmoins, quelquefois guérison ; mais souvent fin malheureuse. — *Traitement.* Vomi-purgatif ; sangsues sur le côté droit ou en dedans de la cuisse droite ; tisane émolliente ; diète ou privation de nourriture pendant un certain temps.

Inflammation des reins. — *Causes.* Froid, contusion, plaie, chute, rétention d'urine, abus des alcooliques et de la bière, etc. — *Symptômes.* Douleur de reins (*postérieure*) sourde, profonde, qui devient poignante si l'on comprime le côté douloureux ; et qui, suivant le canal excréteur de l'urine, s'irradie vers le bas-ventre, la vessie et le testicule correspondant au côté affecté ; envies de vomir ; urine rare, brûlante et rouge. — *Traitement.* Sangsues sur la région des reins ; cataplasmes ; boissons émollientes ; bains ; diète. — Guérison fréquente. — S'il y a chronicité : cautère sur la région des reins. S'il y a rétention d'urine : cathétérisme (*sondage*).

FIÈVRES OU ÉCHAUFFEMENS DU SANG.

FIÈVRE LÉGÈRE.

Fièvre d'un jour ou éphémère. — *Causes.* Courbature; refroidissement; influence des saisons; abus des boissons alcooliques ; indigestion légère; etc. — *Symptômes*. Douleur de tête; lassitude, lourdeur dans tous les membres; étourdissemens, chancellement, faiblesse; langue chargée; soif (*envie d'eau froide*); sommeil agité et soubresauts dans les tendons; face rouge et saignement de nez; urines donnant un dépôt briqueté (*poudre de tuile*); vésicules d'herpès au pourtour des lèvres et des narines. — *Traitement*. Repos; tisane agréable, laxative ou sudorifique; bains de pieds; diète légère. — Durée: 1, 2, 5 jours. — Néanmoins, je crois qu'elle est souvent l'avant-garde de la fièvre muqueuse ou typhoïde.

FIÈVRES CONTINUES GRAVES.

Fièvre grave ou typhoïde (*f. muqueuse, maligne, putride, bilieuse des anciens*). — Maladie endémique et épidémique des régions tempérées et humides. — *Causes*. Mauvaise eau et mauvaise nourriture; changement de pays; misère, tristesse, mal du pays; âge de 16 à 56 ans; constitution scrofuleuse.— *Préludes*. Malaise général, lourdeur de tête, yeux rouges, inquiétude, perte de l'appétit, faiblesse, chancellement. — *Invasion*. Frissons, traits altérés, teint jau-

nàtre, saignement de nez, douleurs de ventre, diarrhée. — *Symptômes*. 1° *Hébétude* ; décubitus sur le
dos (1); douleur de tête progressive ; vertiges quand
le malade est debout ; bourdonnemens dans les oreilles ; sommeil agité et rêvasseries continuelles ; pouls
large et onduleux ; peau chaude et humide ; bouche
amère ou pâteuse ; langue chargée au milieu, et rouge sur les bords et à la pointe ; goût émoussé, et saveur des alimens analogue à celle de la marne ; envies de vomir, vomituritions ou vomissemens glaireux
ou bilieux ; soif ardente ; ventre douloureux du côté
droit ; cours de ventre incessant ; sueur froide ; luci-
dité de l'esprit obscurcie (*le cerveau se pique*). Le
malade semble parler de la gorge. Poitrine emba-
rassée ; toux petite et fréquente ; expectoration de
crachats écumeux. — 2° *Stupeur*. Figure maigre et
décharnée ; pommettes d'un rouge lie de vin ; langue
rouge et bouche sèche ; ventre déprimé ; urines
rares, fétides et rouges ; taches sur la peau et vési-

------

(1) Vers la fin de la maladie (du 15e *au* 45e *jour*), les épaules,
les coudes, les fesses, les talons, offrent des plaques rouges ou
noires, dites eschares.

cules miliaires (*sudamina*); sommeil trompeur ; faiblesse extrême, immobilité ; surdité ; délire passager, agitation, remûment ; mussitation ou parler à voix basse. Le malade semble vouloir exercer son état favori, faire un paquet ou prendre des mouches volantes. Les dents se couvrent d'un enduit couleur de suie. L'haleine devient d'une fétidité repoussante. Enfin, le ventre se ballonne, les selles sont infectes et teintes de sang, l'anéantissement survient ; il y a rétention d'urine et incontinence des excrémens, respiration râlante, arrêt du sang dans les cavités du cœur et fin déplorable. — *Traitement.* 1° Système Sangrado : Saignée coup sur coup, diète et eau chaude (*tisane*). — 2° Système Purgon : purgatifs salins coup sur coup, et eau miellée. — 3° Système naturel ou poltron. Combattez les symptômes alarmants par des adoucissants, des calmants, etc., etc.., — 4° Système mixte ou éclectique. Dès le début : saignée proportionnée à la constitution du malade ; puis : vomi-purgatif un ou deux jours après, et quand le malade accuse des envies de vomir ; enfin : diète peu prolongée, tisane émolliente et agréable ; bouillon de poulet à l'orge mondée, gruée ou perlée. — Lecteurs, croyez-moi, voilà le meilleur traitement de cette maladie terrible.

Suette miliaire. — *Symptômes.* Sueurs abondantes et éruptions de très petites vésicules jaunes (*têtes d'épingles*) innombrables. Les autres symptômes sont à peu près les mêmes que ceux de la fièvre typhoïde. Mêmes causes et même traitement.

FIÈVRES ÉRUPTIVES.

Rougeole. — Cette maladie est épidémique et contagieuse. — *Causes.* Printemps, automne; climats tempérés et humides; enfance; mauvaise nourriture; constitution particulière, prédisposante. — *Symptômes.* 3 Périodes. — 1° *Invasion* (du 1er au 3e jour). Yeux rouges et pleureurs; rhume de cerveau et éternuemens incessants; sensation de froid, frisson subit et général; douleur de tête; fièvre; respiration difficile ou oppression; catarrhe; toux sèche, quinteuse, rauque, caractéristique; abattement général; peau chaude, sèche et rosée; langue blanche; envies de vomir; douleurs de reins; diarrhée subite ou défaillance imprévue. — 2° *Éruption* (du 3e au 9e jour). Fièvre ardente; délire; peau brûlante; soif inextinguible et envie d'eau froide; déglutition (*action d'avaler*) très difficile; douleurs poignantes dans les oreilles; fond de la gorge rouge de feu; mal de gorge; voix enrouée; peau du visage, du cou, des épaules, de la poitrine, des bras et des cuisses, parsemée de taches rouges, irrégulièrement arrondies, quelquefois un tant soit peu bombées et disposées en fer à cheval; toux grasse, c'est-à-dire avec crachats arrondis, épais ou pourris; enfin la fièvre diminue, et les taches pâlissent vers le 9ᵉ jour. — 3° *Chute de la peau dite épiderme* La peau devient humide; les joues, le dos des mains et des pieds gonflent un peu; la fièvre cesse; la pellicule épidermique tombe sous forme de son, et la maladie finit du 9ᵉ au 18ᵉ jour.

N. B. Chez les sujets d'une mauvaise constitution, on observe quelquefois des abcès aux jambes, des maux d'yeux, des catarrhes ou rhumes chroniques, etc. — *Traitement.* Repos au lit; chambre chaude; tisane émolliente; purgatifs légers; et, après guérison radicale, bains d'eau tiède. Isolez les enfans, afin de prévenir la contagion.

Scarlatine. — Voir les causes de la rougeole. — *Symptômes.* Rougeur écarlate de toute la surface de la peau, avec un pointillage plus foncé. — *Préludes.* Mal de tête et saignemens de nez; frissons; mal de gorge; fièvre; envies de vomir, vomituritions ou vomissemens; et, comme dans toutes les fièvres éruptives, douleurs de reins et constipation. — *Symptô-mes.* Du 1er au 5e jour, peau d'une rougeur générale, ponctuée, sèche, brûlante, avec douleur mordicante; yeux rouges; joues, mains et pieds gonflés; langue d'un rouge vif; fond du gosier d'une teinte framboisée, et rétréci par l'inflammation; grande difficulté d'avaler; respiration difficile; voix rauque; toux caractéristique. Enfin, du 5e au 9e jour, la fièvre tombe, la peau pâlit, et l'épiderme tombe par plaques surtout à la figure et aux mains. — *Traitement.* Chambre chaude, boissons émollientes et tempérantes; quelques sangsues ou la saignée chez les sujets robustes; purgatifs doux, etc.

PETITE-VÉROLE. — *Causes.* Maladie contagieuse et épidémique. Tous les âges y sont sujets; mais surtout les enfans (7 *ans*). Printemps, été, automne; tous les climats. — *Symptômes.* Malaise, frissons, yeux rouges et larmoyants; envies de vomir, vomituritions et vomissemens; défaillances; convulsions; douleur de reins; langue d'un rouge vif sur les bords et à la pointe; mal de gorge; peau moite ou humide; fièvre violente; mal de tête atroce; sommeil agité. — Du 5e au 6e jour, éruption de très petites élevures rouges sur le visage, le cou, la poitrine, les membres, les pieds et les mains ; puis, sur ces élevures, apparition de vésicules remplies d'un liquide d'abord urineux, et enfin purulent. Tantôt elles sont innombrables (*petite vérole confluente*), tantôt elles sont peu nombreuses (*petite vérole volante*). Elles disparaissent vers le 18e jour, laissant après elles des cicatrices effroyables et ineffaçables. — *Traitement*. Saignée, si le sujet est très sanguin ; vomipurgatifs doux ; boissons émollientes, etc. Afin d'éviter la défiguration, pratiquez la ponction d'abord ; puis la cautérisation de chaque pustule à l'aide de la pierre infernale. Ce procédé m'a déjà valu neuf succès brillants.

Vaccine. — *Cause unique*. Maladie artificielle déterminée par l'inoculation du vaccin ou pus tiré des pustules du pis de la vache. — Plusieurs ponctions aux bras avec une lancette chargée de vaccin. Nul résultat pendant 5 jours. — Mais, du 5e au 6e, fièvre et élevures rouges de la largeur d'une pièce de vingt centimes. Bientôt, chacune d'elles est surmontée d'une vésicule remplie d'un liquide jaunâtre, lequel ne tarde pas à se transformer en pus. Chaque pustule est alors déprimée au centre. Enfin, du 6e au 9e jour, chaque bouton disparaît, laissant à sa suite une cicatrice indélébile. — *Traitement*. Boissons émollientes, diète légère.

FIÈVRES INTERMITTENTES.

Fièvres intermittentes régulières. — *Causes*. Miasmes des marais, des étangs, etc.; eau potable mauvaise; privation de vin; nourriture insuffisante et mauvaise; humidité; encombrement; air altéré des ateliers, des casernes, etc. — *Symptômes*. 3 Stades. — 1° *Frisson*. Malaise général; brisement dans tous les membres; mal de tête; traits étirés et teint jaunâtre; baillemens répétés; sensation de froid; chair de poule et ongles violacées; frisson général qui agite irrésistiblement tous les membres, et même la mâchoire inférieure; voix tremblotante; respiration saccadée; maux de cœur; pouls petit; envies de vomir et quelquefois vomissemens; rate gonflée et énorme (*côté gauche*), douleurs dans les articulations et dans les os. — 2° *Chaleur*. Cependant, au bout d'un certain temps, le frisson commence à diminuer insensiblement, le cœur bat avec violence, le pouls s'élève, la face rougit, la respiration se régularise, la peau s'injecte, devient chaude et brûlante.

Le malade trouve cet état supportable. — 3° *Sueur.*
Enfin, après plusieurs heures de repos, la peau du
pauvre patient ruisselle de sueur, les urines deviennent abondantes, le malade se sent soulagé et toutes
les fonctions de la machine humaine reviennent peu
à peu à l'état normal. Ces trois stades composent un
accès, et chaque accès peut revenir tous les jours
(*f. quotidienne*), ou tous les trois jours (*f. tierce*), ou
tous les quatre jours (*f. quarte*), et à la même heure !
— *Traitement.* Logement sain et chambre chaude ;
purgatif énergique ; tisane amère et sudorifique (*réglisse et petite centaurée*) ; élixir de Kina ; pilules de
poudre de Kina et de Rhubarbe ; vin ordinaire et
nourriture passable.

PESTES OU MALADIES ÉPIDÉMIQUES.

De cette classe de maladies, je ne citerai que les
deux genres qui, depuis quelques années, se sont in-
tronisés en France.

Grippe. — *Causes.* Constitution faible ; temps humide et froid ; printemps, été, automne, hiver, etc.
— *Symptômes.* La grippe, selon moi, n'est pas autre
chose qu'un fort rhume de cerveau et un rhume de

poitrine considérable, avec malaise général et crampes rhumatismales dans tous les membres. — *Traitement.* Se tenir au chaud, et boire des tisanes émollientes.

CHOLÉRINE ET CHOLÉRA. — *Causes.* Influence de la saison brûlante (*Canicule*) sur les organes de la transpiration, de la respiration et de la digestion ; altération de l'air inconnue dans son essence ; travail excessif ; alimens mauvais, crus, âcres et indigestes ; moules, huîtres, écrevisses, viandes salées ou corrompues, etc. ; privation de vin ; eau froide, crue ou altérée ; fruits verts ; malpropreté des rues et des habitations ; logement malsain ; entassement d'un grand nombre de personnes dans un local étroit ; terreur morale ou peur subite, etc. — *Symptômes.* Malaise ; perte de l'appétit ; crampes d'estomac ; coliques ; syncopes ; vomissemens subits et évacuations alvines abondantes ; sueur froide ; abattement moral. La matière des vomissemens est bilieuse, porracée ; et celle des selles (*garde-robe*) ressemble tantôt à du petit-lait, tantôt à une décoction de riz ou d'orge perlée. Soif vive ; crampes d'estomac atroces ; crampes dans les muscles du cou et des membres ; pouls faible ; circulation du sang ralentie ;

refroidissement général ; traits étirés ou abattus ; yeux cernés ; agitation ; plaintes incessantes ; ongles livides ; sillon des veines très noirâtre. — Durée de 1 à 3 jours. — *Traitement*. Contre le vomissement : Sirops de limons, de groseilles, diacode, etc. ; et pilules (*tannin*) ou boissons astringentes (*tisane de tan*). —Contre le refroidissement, suite du ralentissement de la circulation du sang : frictions stimulantes avec du Baume opodeldoch (*Savon ammoniaco-camphré*).

PERTES DE SANG OU HÉMORRHAGIES.

Dans ce paragraphe, je ne résumerai que les hémorrhagies internes, me réservant de décrire bientôt l'hémorrhagie chirurgicale ou traumatique (*coupure, blessure, etc.*). La sortie du sang hors des vaisseaux (*tubes, canaux, conduits*) destinés à le contenir, suffit pour caractériser ces sortes de maladies. Aussi chaque écoulement de sang a-t-il un nom populaire expressif, renfermant souvent celui de l'organe qui en est le réservoir ou la source. Ainsi l'on dit : *Épanchement de sang dans le cerveau et dans ses enveloppes* (*Apoplexie*), quand certains vaisseaux turgescents de l'intérieur du crâne se sont

18

rompus, et ont dilacéré le cerveau ou inondé l'intérieur de la boîte crânienne. Ces deux hémorrhagies, accusées pendant la vie par des troubles nerveux ou par un arrêt fatal, ne sont respectivement visibles qu'après la mort (*nécropsie*). — *Goutte de sang sur le cœur ou mort subite*, quand l'explosion d'un cœur anévrysmatique a déterminé une inondation sanguine, suivie d'une mort aussi prompte que l'éclair; — *Rupture d'une artère ou d'une veine*, quand un vaisseau dilaté (*anévrysme ou varice*) vient à se rompre et à donner un fleuve de sang, hélas! trop souvent incoercible; — *Saignement de nez*, quand le sang découle du nez par les narines; — *Crachement de sang*, quand un sang vermeil remonte des poumons dans la bouche après une toux subite et violente; — *Vomissement de sang*, quand un sang rutilant, coagulé ou noirâtre, jaillit de l'estomac par un grand effort de vomissement; — *Flux de sang*, quand le sang, s'épanchant dans le tube intestinal, apparaît d'une manière continue en allant à la selle ou à la garde-robe; — *Flux de sang intermittent ou hémorrhoïdes*, quand les veines du fondement, étant énormément dilatées, crèvent quelquefois subitement, ou laissent suinter de temps en temps un liquide sanguinolent

(*hémorrhoïdes fluentes*); — *Pissement de sang*, quand la vessie expulse un flot d'urine rougeâtre ou de sang cramoisi; —*Perte de la matrice*, quand les vaisseaux de cet organe donnent des flots ou des nappes de sang, soit naturellement, soit après un accouchement laborieux, soit par suite d'une dégénérescence organique incurable; etc. Remarquez que chacun des organes précités, hormis le cœur et le cerveau, est tapissée d'une membrane muqueuse, seul tissu susceptible de donner subitement une hémorrhagie ostensible, abondante, inquiétante et souvent mortelle.

ÉPANCHEMENT DE SANG ENTRE LE CRANE ET LE CERVEAU, C'EST-A-DIRE DANS LES ENVELOPPES DE CE DERNIER (MÉNINGES). — *Causes*. Enfance, vieillesse; refroidissement des pieds; chute sur la tête; etc. — *Symptômes*. Lourdeur et mal de tête; épanchement de sang; mort subite, ou convulsions graduelles ordinairement suivies d'un assoupissement fatal. — *Traitement*. Moutarde aux pieds; sangsues derrière les oreilles; lavemens purgatifs énergiques.

ÉPANCHEMENT DE SANG DANS LA SUBSTANCE MÊME DU CERVEAU OU HÉMORRHAGIE CÉRÉBRALE (APOPLEXIE). — *Causes*. Hérédité; tempérament sanguin (*figure rouge*); embonpoint ; petite stature et col court ; âge de 45 ans et plus, rarement moins ; ramollissement du cerveau ; changement des saisons (*printemps*, *hiver*) ; excès de tout genre ; études opiniâtres ; frayeur subite ; violent accès de colère ; chagrin concentré ; suppression subite des règles et des hémorrhoïdes ; etc. — *Symptômes*. Dans cette hémorrhagie, il y a lourdeur de tête d'abord ; puis rupture d'une artériole ou d'une veinule cérébrale, et épanchement de sang dans la substance même du cerveau ; puis anéantissement ou immobilité, et perte subite, complète ou incomplète, de l'intelligence et du mouvement (*paralysie apoplectique*). Tantôt l'hémorrhagie est centrale et la paralysie est générale, voire même souvent mortelle ; tantôt elle est latérale, c'est-à-dire dans un seul hémisphère (*moitié*) du cerveau, et l'immobilité et l'insensibilité existent alors du côté opposé à l'épanchement, quelquefois dans un œil, et presque toujours dans la langue, dans un bras et dans une jambe (*paralysie croisée*). Dans ce dernier cas, il y a embarras de la parole, air effaré, distorsion d'une joue ou grimace involontaire, stertor ou ronflement écumeux ; et, à chaque expiration, distension d'une seule et même joue comme chez un fumeur de pipe. — *Traitement.* Si le sujet est très sanguin : une prompte saignée au bras sain. S'il est chétif : sangsues derrière les oreilles; sinapismes ou cataplasmes de moutarde noire aux pieds ; lavemens purgatifs énergiques; plus tard : frictions stimulantes sur les membres paralysés avec un liniment ammoniaco-camphré , et mouches de Milan ou cautère au bras sain , afin de détourner le sang du cerveau.

Saignement de nez. — *Causes.* Tempérament sanguin ; constitution cachectique; prédisposition héréditaire; course ou marche forcée; chaleur excessive; refroidissement des pieds au sortir d'une chambre très chaude; études opiniâtres; chute sur l'organe qui devient le siége de cette hémorrhagie. Elle est souvent aussi le prélude des fièvres graves ; etc. — Dans cette hémorrhagie, il y a lourdeur et mal de tête; et, ordinairement, face rubiconde. — *Traitement.* Élévation des bras; glace ou eau froide sur le front et autour du cou; injection astringente dans les narines (1\|2 *gramme d'alun et* 64 *grammes d'eau.*)

Crachement de sang. — *Causes.* Hérédité; *poitrinisme*; jeunesse; constitution sanguine; suppression des hémorrhoïdes, des mois, etc.; grossesse; pas gymnastique; coups; refroidissement prolongé; état de boulanger, de tailleur, de cordonnier, etc. — *Symptômes.* Dans cette hémorrhagie, il y a oppression inquiétante; frissons; bouillonnement dans la poitrine; point de côté ou fausse sensation d'une barre transversale; respiration fréquente; toux sèche d'abord; puis saveur de sang; enfin toux incessante, suivie de crachats d'un sang pur, vermeil, écumeux, qui inspirent la terreur. — *Traitement.* Sangsues sur la poitrine ou aux cuisses; repos au lit et silence absolu; boissons tempérantes et froides; cataplasmes de moutarde officinale ou mouches de Milan parsemées sur la poitrine; cruchon d'eau chaude aux pieds.

Vomissement de sang. — *Causes.* Hérédité; suppression des règles; grossesse; coup ou chute sur l'estomac; empoisonnement par les acides; cancer; état de tisserand, etc. — *Symptômes.* Dans cette hémorrhagie, il y a maux d'estomac, chaleur et pesanteur dans cet organe; envies de vomir ou vomituritions; puis vomissemens de sang rarement pur, plus souvent brun-noirâtre comme le marc de café ou la suie, et mêlé avec des alimens; enfin, pâleur et défaillance.— *Traitement.* Saignée du bras ou sangsues aux cuisses ; neige, glace ou eau froide au creux de l'estomac; sirop de limons et eau froide; cataplasmes de moutarde, et plus tard vésicatoire ou cautère sur l'estomac.

Flux de sang. — *Causes.* Hérédité; cancer des intestins; scorbut; fièvre typhoïde; suette miliaire; règles subitement supprimées; chaleur excessive ; abus des purgatifs drastiques (*aloès, coloquinte, etc.*); blessure, etc. — *Symptômes.* Dans cette hémorrhagie, il y a coliques, tranchées, pertes de sang continues, sueurs froides, faiblesses et syncopes. — *Traitement.* Sirop de limons et sirop diacode, de chaque (1¡2 *once*), + eau froide (1¡4); tisane et lavemens astringens (*Racine de Bistorte*).

Pissement de sang. — *Causes.* Hérédité ; pays chaud; fièvre grave; maladie vénérienne; courses à cheval; plaie des reins ou de la vessie; dégénérescences de ces organes; etc. — *Symptômes.* Malaise ; ardeur; douleur poignante dans les reins ou dans la vessie et expulsion de sang. — *Traitement.* Glace, neige ou eau froide sur le bas-ventre; limonade au citron; compression de l'abdomen; lavemens d'eau froide; etc.

Perte de sang. — *Causes*. Tempérament sanguin ou nerveux; constitution faible; accouchement difficile; avortement; sondage imprudent de la matrice lors de la dégénérescence cancéreuse de cet organe; etc. — *Symptômes*. Dans cette hémorrhagie, il y a malaise général, douleur des reins, pesanteur dans le bas-ventre; tantôt perte de sang subite par les voies naturelles, tantôt écoulement de sang continu ou en nappe, ce qui conduit à la terreur et à la défaillance. — *Traitement*. Si la malade est robuste et non en couches: saignée du bras; ventouses ou sangsues sur le ventre; boissons tempérantes et réfrigérantes; injections d'eau froide.—Si la perte est une suite de couches, alors : tamponnement de la matrice et du vagin à l'aide de bourdonnets de charpie fixés à un fil solide; compression de l'aorte ventrale; Seigle ergoté (1 *gros*).

PERTES BLANCHES OU FLUX.

Les pertes blanches sont caractérisées par un flux abondant, continu et involontaire, des liquides spéciaux qui sont sécrétés par des organes particuliers, à savoir : — la peau; — les membranes muqueuses,

— 281 —

(*m. auriculaire*, *conjonctive*, *pituitaire*, *buccale*, *pul-monaire*, *stomacale*, *intestinale*, *vésicale*, *vaginale et utérine*); — les glandes salivaires, mammaires, *ré-nales et testiculaires*. — Ces pertes accusent presque toujours une faiblesse ou une lésion profonde de l'organe sécréteur, et une détérioration générale de la constitution du sujet qui en est atteint. Un épaississement ou dégénérescence lardacée, squirrheuse ou cancéreuse, est souvent la suite irrémédiable du passage continu et du contact prolongé du liquide épanché. — Le traitement des pertes ou flux est toujours très long, et la guérison, en général difficile et souvent même impossible. — Il faut, avant tout, détruire la cause. — Enfin quelques flux demandent à être respectés, crainte d'accidens plus funestes. — Dans ce résumé, je ne parlerai que des flux ou pertes les plus vulgaires.

Écoulement des oreilles. — Voyez page 61.

Suppuration des yeux. — V. page 70.

Sueur abondante. — *Causes*. Chaleur atmosphérique excessive; marche forcée; constitution faible, hectique, phthisique; fièvre grave; travail immodéré; nourriture insuffisante; privation des fortifians, tels que le vin, etc.—*Symptômes*. Cette incommodité, traitée de maladie par certains auteurs, n'est en réalité qu'une fonction naturelle exagérée. — Les causes précitées trahissent le traitement (*travail modéré, boisson tempérante au citron, etc.*).

Flux de larmes. — *Causes.* Grossissement de la glande lacrymale; influx nerveux trop grand; affection oculaire chronique; obstruction des points et des conduits lacrymaux; coup sur l'œil; courant et coup d'air; corps étrangers implantés dans l'œil ; chagrin prolongé; etc. — *Symptômes.* Le flux de larmes consiste en un écoulement de liquide limpide et d'une saveur salée. Les larmes sont sécrétées par les glandes des yeux; mais, dans ce cas, ne pouvant filtrer par les conduits lacrymaux, le canal nasal, et gagner les cavités du nez, elles roulent forcément sous les paupières et se répandent enfin sur les joues qu'elles enflamment. — *Traitement mécanique* : Sondage.—*T. pharmaceutique*: Pommade fondante à l'Iodure de potassium (1 *gros*) et Saindoux (1 *once*.)— *T. moral*: Consolations de la philosophie rationnelle.

Flux nasal ou rhume de cerveau ou de nez chronique. — Voyez page 77.

Flux de salive. — *Causes.* Constitution nerveuse ; hystérie; folie ; etc.; peur; dégoût ou envie bizarre; suppression des menstrues; état de grossesse; abus du mercure; abus de la racine de Pyrèthre dans les maux de dents; inflammation de la bouche; etc. — *Symptômes.* Salive abondante, limpide ou légèrement trouble, filante, d'une saveur salée, d'une odeur fade, et s'écoulant de la bouche en bavant; à la longue, pâleur de la muqueuse qui tapisse la bouche, et épuisement général. — *Traitement.* Suppression de la cause; purgatif magnésien; eau ferrée; pastilles de Vichy; gargarismes et tisane avec de la racine de Bistorte verte, etc.

PERTE DE LAIT. — *Causes.* Hérédité; tempérament nerveux; constitution faible, grêle, chétive (*face pâle et lentillée*); mauvaise nourriture; sang liquide, aqueux et décoloré; épuisement physique; etc. — *Symptômes.* Ecoulement continu du lait hors des glandes mammaires par les conduits du mamelon; et, après un long temps, toux sèche, tiraillemens dans l'estomac, le dos, la poitrine; lourdeur dans les membres; faiblesse générale; pâleur; amaigrissement; sueurs; phthisie ou étisie. — *Traitement.* Bonne nourriture; vin et eau ferrugineuse; pilules au Kina; solution d'Iodure de potassium (1 *gros*) et sirop de Gomme arabique (1[2 *livre*).

Catarrhe pituiteux. Voyez bronchite, page 96.

N. B. Dans ce cas, un cautère au bras gauche modère ou supprime l'hypersécrétion catarrhale, et allége assez bien l'état déplorable du pauvre catarrheux.

Pituite ou vomissement glaireux. — *Causes*. Abus des liqueurs fortes, de la bière, etc ; lésion lardacée ou squirrheuse de l'estomac ; maladie nerveuse de cette organe ; affection goutteuse ; maladie chronique de l'épiploon, du péritoine, des intestins ; lésion organique du foie, des reins, des testicules, du pancréas ; dégoût ; toux incessante ; etc. — *Symptômes*. Nausées, vomituritions et enfin vomissemens d'un liquide glaireux, semblable à du blanc d'œuf et légèrement âcre ou salé. — *Traitement*. Sirop de Limons (*1 once*) et sirop Diacode (*1|2 once*) + sirop de Coings (*1|4*) : une cuillerée toutes les heures. — Purgatif. — Un vésicatoire au creux de l'estomac, et voire même un cautère dans cette région.

Diarrhée continue ou flux de ventre incoercible. — *Causes*. Constitution chétive ; mauvaise nourriture ; changement de patrie ; fatigues excessives ; chaleur naturelle insupportable (*Canicule*), ou artificielle excessive (*forgerons, fondeurs, etc.*) ; abus de l'eau froide pendant les grandes chaleurs ; maux de dents chez les très jeunes enfans ; refroidissement prolongé après que le corps a été en sueur ; frayeur subite (*jeune soldat*) ; affliction ; fin critique des hydropisies ; etc. — *Symptômes*. Malaise ; coliques et gargouillement dans les intestins ; selles liquides et nombreuses ; expulsion d'une matière muqueuse, blanchâtre (*feu*), abondante ; faiblesse extrême ; maigreur ; pâleur ; sueur froide ; défaillances. — *Traitement*. Voyez page 119.

Incontinence d'urine. — *Causes*. Maladies nerveuses (*hystérie, épilepsie, atonie ou paralysie de la vessie, etc.*) ; émotion vive et subite (*joie, frayeur*) ; abus de la bière ; fin critique de certaines hydropisies. — *Symptômes*. Ecoulement involontaire, continu ou subit, d'une urine limpide comme de l'eau, avec ou sans soif, avec ou sans dépérissement ; cruelle incommodité ! — *Traitement*. Bonne nourriture ; vins nouveaux ; privation d'eau pure et tisanes resserrantes ; élixir de Kina ; fleurs sudorifiques (*Sureau*) ; exercice (*promenade, travail des champs, etc.*).

Perte involontaire de semence. — *Causes*. Hérédité ; mauvaise constitution (*étisie, rachitisme*) ; continence absolue ; excès vénériens irrationnels et anti-naturels; faiblesse ou sécrétion extraordinaire des organes génito-urinaires; constipation habituelle, prolongée, presque invincible; lésions organiques qui empêchent le passage des matières fécales, et qui déterminent la compression des vésicules séminales, réservoirs des spermatozoaires (*animalcules ou têtards reproducteurs*); décubitus sur le dos pendant le sommeil; imagination déréglée; etc.— *Symptômes*. Erections incessantes et involontaires; jouissances irrésistibles et pertes séminales abondantes; récidives nombreuses durant le jour et pendant la nuit; plus tard écoulement continu et insensible, ou accidentel et involontaire; faiblesse progressive; pâleur effrayante; puissance génitale nulle; énergie physique anéantie; palpitations et essoufflemens; faim irrégulière et vorace; caractère bizarre et mécontentement continuel; yeux cernés et vue altérée; regard hagard; horreur des humains; maigreur affreuse; intelligence obscurcie et mémoire affaiblie; stupidité; insomnie ou rêves lubriques; existence languissante; malaise indicible; étisie; enfin, mort plus ou moins tardive. — *Traitement*. Régime confortant; exercice continuel; réforme des mauvaises habitudes; médicamens calmants; etc.

Pertes, fleurs ou flueurs blanches. — *Causes*. Constitution lymphatique (*personnes délicates, d'un teint pâle et à sang blanc*); mauvaise nourriture (*lait, thé, café, moules, salé, etc.*); pays humide; habitation dans les villes; états sédentaires (*tailleuses, repasseuses, blanchisseuses, ouvrières des ateliers, etc.*); vie déréglée; misère; tristesse; fatigues excessives; maladies longues et cruelles (*cancer de la matrice, ulcération du vagin, maladie vénérienne*). — *Symptômes*. Douleurs de reins; chaleur, ardeur, douleur, picotement, cuisson en urinant; fausse sensation d'un poids incommode dans le bas-ventre; écoulement d'abord muqueux; puis aqueux; enfin laiteux, blanchâtre ou jaune verdâtre, d'une odeur fade, nauséeuse et repoussante. — Les parties extérieures des organes de la génération sont humides, pâles, flasques et élargies. La matrice elle-même n'est pas souvent intacte. — *Suites funestes*. Tiraillemens dans le dos et crampes dans l'estomac; appétit irrégulier et envies bizarres; mauvaises digestions; appauvrissement du sang; pâleur; langueur; inquiétude et agitation; étisie et souvent stérilité.—*Traitement*. 1° Nourriture fortifiante (*viandes rôties, etc.*); vin et eau ferrugineuse; 2° élixir de Kina (1¦4) additionné de

Cachou (1 *gros*) ; 2º injections astringentes dans les parties sexuelles avec de la décoction de feuilles de Noyer ou de racine de Bistorte.

RÉFLEXION. — Il me semble que toutes les maladies précédentes peuvent être considérées, à juste titre, non comme primitives ; mais, comme les symptômes compliqués, et comme les accusateurs évidents de causes blâmables ou de lésions organiques très graves, dont elles ne sont que la funeste suite.

HYDROPISIES OU ÉPANCHEMENS D'EAU.

On entend par hydropisies une série de maladies caractérisées par la sécrétion ou l'épanchement d'un liquide (*sérosité*) transparent, limpide ou jaune verdâtre, à base d'albumine (*blanc d'œuf*), inodore, qui s'accumule progressivement, — soit dans les cellules de la peau, — soit dans les membranes séreuses (*enveloppes du cerveau, des poumons, des intestins, etc.*), — soit dans les synoviales des articulations. Elles sont ordinairement la suite — ou d'une irritation ou inflammation des organes sécréteurs ; — ou d'un arrêt mécanique de la circulation du sang (*lésion du cœur ; veine d'un gros calibre obstruée, bou-*

chée, comprimée, etc.); — ou d'une altération du sang (*sang d'eau*).

ENFLURES, OEDÈMES OU HYDROPISIES DE LA PEAU.

Hydropisie du tissu cellulaire lache des paupières. — *Causes*. Chute sur la tête; coup sur les paupières; inflammation des yeux; corps étrangers; coup d'air; cachexie; vieillesse; etc. — *Symptômes*. Boursouflement des paupières, de la supérieure principalement; fermeture de l'œil; etc. — *Traitement*. S'il y a inflammation : Sangsues ou purgatif. — S'il y a chronicité : Mouches de Milan derrière les oreilles; lotions sur les paupières avec de la décoction d'écorce de Chêne ou de l'Eau blanche, etc.

Oedème des bourses et hydrocèle. — *Causes*. Cachexie; vieillesse; coup sur les parties; excès vénériens; syphilis ou vérole; inflammation ou dégénérescence des cordons spermatiques et autres lésions internes; refroidissement subit; etc. —*Symptômes*. 1° L'épaississement pâteux de la peau accuse un simple œdème. — 2° La lourdeur, la gêne, l'ennui, la douleur d'un rein et d'un testicule, et surtout l'accumulation d'eau séreuse, suffisent pour accuser l'hydrocèle. — *Traitement*. Repos; suspensoir; cataplasmes de Tan arrosés avec de l'eau blanche; boisson et pommade iodurées. Si, après un certain temps, on n'obtient pas un résultat avantageux, et que l'accumulation de sérosité devienne considérable : Ponction.

Hydropisie ou enflure des mains, des pieds, des jambes, etc. — *Causes.* Constitution cachectique (*mauvais sang*) ; nourriture mauvaise ou insuffisante; grosse veine de la cuisse ou du ventre comprimée, bouchée ou soudée ; lésion du cœur (*anévrysme*) ; obstruction du foie (*fièvre jaune*), de la rate (*fièvre intermittente*), des reins, etc. ; refroidissement subit, le corps étant en sueur ou pendant les règles; âge très avancé; etc.

N. B. Dans ce dernier cas, le sang circule lentement et laisse déposer l'eau dont il est surchargé, surtout quand le malade marche ou reste long-temps debout. — *Symptômes.* Gonflement du tissu cellulaire de la peau par suite de l'accumulation de l'eau séreuse (*sérosité*), qui n'est pas équilibrement résorbée ; peau tendue, pâteuse ou lardacée, à surface d'un blanc mat ou luisant; sensibilité obtuse; picotemens ou démangeaisons insupportables. N. B. Signe pathognomonique ou moyen sûr de reconnaître toute hydropisie superficielle des mains, des jambes et des pieds : — après une forte pression pratiquée sur

la peau avec la pulpe du doigt indicateur, il reste
une fossette persistante. — *Traitement.* Quand l'enflure hydropique tient à un simple appauvrissement
du sang, elle est alors très souvent curable (*bonne
nourriture, eau ferrée, etc.*); mais, quand elle dépend
d'une extrême vieillesse, d'une lésion organique du
cœur ou des reins, de l'obturation ou compression
de la veine principale d'un membre, de l'obstruction
du foie, de la rate, elle est, dans tous ces cas, irré-
vocablement progressive et tôt ou tard mortelle.

HYDROPISIES DES M. SÉREUSES OU RÉSERVOIRS
D'EAU.

L'HYDROPISIE DU CERVEAU consiste en un épanchement
subit, ou en une accumulation lente, progressive et
plus ou moins grande, de sérosité entre le cerveau et
la boite crânienne, c'est-à-dire entre les enveloppes
du cerveau (*méninges*). Dans le 1er cas, elle est souvent suivie de mort subite (*apoplexie séreuse*). Dans
le 2e cas, elle est ordinairement congénitale (*de
naissance*), chronique et incurable.

L'HYDROPISIE DE LA COLONNE VERTÉBRALE consiste en
une accumulation de sérosité dans les vertèbres, entre la moelle et son enveloppe séreuse. L'épanchement séreux est souvent accusé à l'extérieur par des

poches aqueuses très apparentes. Si l'on a le mal-
heur de les ouvrir, la victime tombe dans un sommeil éternel, attendu que le cerveau est privé de sa
compression habituelle.

L'HYDROPISIE DU COEUR consiste en une accumulation
d'eau séreuse dans l'enveloppe du cœur ou péricarde. Elle est toujours très grave. — *Traitement*. Vésicatoires et diurétiques.

L'HYDROPISIE DE POITRINE consiste en un épanchement
d'eau séreuse dans l'enveloppe du poumon ou plèvre. Elle est tôt ou tard funeste. — *Traitement*. Vésicatoires, cautères et boissons diurétiques.

HYDROPISIE DES SYNOVIALES OU DES M. DES ARTICULATIONS.

L'HYDROPISIE ARTICULAIRE est caractérisée par une
certaine fluctuation autour des têtes des os. Elle a
son siége de prédilection aux genoux, aux coudes,
etc. — *Traitement*. Nourriture convenable; boisson
diurétique; vésicatoires volants; frictions avec l'eau
rubéfiante ammoniaco-camphrée.

MALADIES DES NERFS OU NÉVROSES.

Cette classe comprend toutes les maladies qui ont

exclusivement leur siége dans le système nerveux.
Elles sont rarement précédées d'inflammation et, plus
rarement encore, accompagnées ou suivies de lésions
appréciables des filets ou des centres nerveux.—N'y
a-t-il pas le plus souvent simple arrêt ou trop grand
afflux du principe électro-vital?

Les NÉVROSES offrent six divisions bien distinctes :

1° Les *maux de nerfs* désignés vaguement par le
nom de *douleurs, rhumatismes* ou *névralgies* (*Excès
d'influx nerveux. —Ex : mal de dents*).

2° Les *troubles nerveux* qui surgissent dans les
organes de la respiration (*poumons*); de la digestion
(*estomac et intestins*); de la reproduction (*organes
génitaux*); etc. (*id.*).

3° Les *mouvemens exagérés*, irréguliers, anor-
maux, anti-naturels, ou *attaques de nerfs* (*id.*).

4° Les *pertes du sentiment* dites *insensibilités* ou
paralysies tactiles (*suppression de l'influx*).

5° Les *paralysies* proprement dites ou *pertes du
mouvement* (*arrêt de l'influx*).

6° Les *maladies mystérieuses du cerveau* ou les
troubles des fonctions dont il est le centre unique et
le seul organe générateur : OUÏE, *surdité;* VUE: *ber-
lue;* etc. — MÉMOIRE: *perte de la* —; IMAGINATION :
troubles de l' —; etc.

DOULEURS OU NÉVRALGIES.

Cette première division comprend les douleurs (*rhumatismes*) plus ou moins atroces qui se font sentir dans certains filets nerveux, sans qu'il y ait inflammation bien apparente, ni lésion bien visible des fils conducteurs électro-sensitifs.

Douleur du cuir chevelu et de la peau. — *Causes.* Froid humide, etc. — *Symptômes.* Douleur superficielle au moindre contact et lors du plus léger courant d'air, etc. — *Traitement.* Chambre chaude; repos au lit; flanelle; onctions avec de l'huile anodyne; bains d'eau douce laudanisée; etc.

Migraine, micrane, mal atroce de la moitié de la tête. — *Causes.* Tempérament nerveux; mauvaise digestion; faim extrême; abus des alcooliques; travaux opiniâtres de l'esprit; odeur des fleurs (*Bavin ou Narcisse des poètes, etc,*); chagrins; regrets; etc. —*Symptômes.* Lourdeur de tête progressive ou quelquefois subite; élancemens atroces dans un œil à chaque battement du cœur; envies de vomir et quelquefois vomissemens; mouvemens impossibles; fatigue; sommeil lourd; rêvasseries. — Durée: 1 ou 2 jours. — Après guérison: traits altérés, abattus; air hébété. — *Traitement.* Infusion de Thé, de

Café, de fleurs de Tilleul, etc.; frictions sur la tempe et l'œil affectés avec Eau de Cologne chloroformée 32 grammes (1 *once*) +— Laudanum 8 grammes (2 *gros*); eau froide sur le front; repos absolu; etc.

Tic douloureux ou névralgie de la face. — *Causes*. Froid; coup d'air; contusion, blessure, plaie ou piqûre des nerfs de la face; altération des os; mal vénérien; mercure; dents cariées; etc. — *Symptômes*. Mal vague sillonnant une tempe et une joue; puis, élancemens atroces; maux de dents et douleurs insupportables; plaintes incessantes; enfin, cris aigus, face injectée, œil larmoyant. La douleur est continue ou intermittente. Elle sillonne les nerfs de l'œil du côté malade, et ceux de la mâchoire supérieure et de l'inférieure. — *Traitement*. Sangsues derrière l'oreille correspondante; emplâtre thébaïque sur la tempe du côté douloureux; gargarismes laudanisés; pilules au Kina; eau ferrée; Iodure de potassium 4 gram. dans 1|2 litre de décoction d'écorce de Saule.

Torticolis ou douleur du cou. — *Causes*. Froid humide; fausse position; effort; coup; etc. — *Symptômes*. Douleur et raideur. — *Traitement*. Flanelle autour du cou; laine grasse; friction avec de l'huile anodyne camphrée.

RHUMATISME DE L'ÉPAULE OU NÉVRALGIE DU DELTOÏDE. — Voyez Torticolis.

DOULEUR DES MUSCLES DE LA POITRINE. —. V. Torticolis.

LUMBAGO OU DOULEUR DU CÔTÉ. — V. Torticolis. Cette maladie et les 5 précédentes font partie des rhumatismes musculaires de certains auteurs. Mais, selon moi, partout où il y a douleur, les nerfs de la partie sont intéressés. Et ce qui le prouve, c'est le calme qui suit promptement l'emploi des calmans.

SCIATIQUE OU RHUMATISME DE LA CUISSE. — *Causes.* Froid humide; coup; chute; effort; marche forcée; dégénérescence ou tumeur qui agit sur le nerf de la cuisse; goutte; etc.— *Symptômes.* D'abord, douleur vague et profonde à la face postérieure de la cuisse, depuis la hanche jusqu'à l'extrémité des orteils; puis, douleur vive, aiguë, lancinante, atroce; marche impossible; membre infléchi; repos forcé au lit pendant un long temps; de là : plicature, dépérissement, raccourcissement du membre et claudication (*boiterie*). — *Traitement.* 1° Sangsues ou ventouses, bains. — 2° Liniment ammoniaco-camphré; cataplasmes de Moutarde; purgatif; lavemens à l'essence de Térébenthine.—3° Vésicatoires, cautères, moxas.

NÉVROSES INTERNES OU SUREXCITATIONS ORGANIQUES.

Crampes d'estomac ou gastralgie, et coliques d'intestins ou entéralgie. — *Causes.* Tempérament nerveux ; colère ; soucis ; chagrins ; abus des alcooliques, du café, des vomitifs, des purgatifs ; coups sur le ventre ; jeûne ; inclinaison habituelle du corps (*étudiant*, *cordonnier*, *tailleur*). — *Symptômes.* Tiraillemens, serremens, crampes, douleurs, soit avant, soit après les repas, dans l'estomac, le ventre et le dos, entre les deux épaules, etc.— *Traitement.* Bonne nourriture et exercices ; infusion de petite Centaurée ; sirop diacode 16 gram. (1|2 *once*) dans 1|2 verre d'eau, etc.

Asthme ou difficulté de respirer. — *Causes.* Maladie héréditaire ; pays très humide ou très chaud ; abus de l'Alcool, du Thé, du Café, etc. ; études trop soutenues ; chagrins ; misère ; états de maçon, de plâtrier, de cardeur de laine ; etc. — *Symptômes.* Début vers 50 ans ; gêne progressive de la respiration, surtout après les repas et vers minuit ; course impossible ; étouffemens ; terreur. — *Traitement.* Infusion de pétales de Coquelicots, de Lierre terrestre ou d'Hysope ; frictions sur la poitrine avec de l'huile d'olives camphrée ; etc.

Pâmoison ou hystérie. — *Causes.* Constitution nerveuse ; sexe féminin ; chagrins ; passion effrénée ; etc. — *Symptômes.* Caractère inégal ; air maussade, triste, rêveur ; crampes ; ennui ; dégoût de la vie ; spasmes ; fausse sensation d'une boule qui remonte du ventre jusqu'au gosier, et qui semble vouloir étouffer la malade ; crispations ; raideur et perte de connaissance ; enfin terreur, pleurs ou cris plaintifs. — *Traitement.* Projection subite d'eau froide à la figure ; sirop Diacode, 16 grammes (1{2 *once*) dans 1{2 verre d'eau froide ; etc. — A cette dernière subdivision appartiennent aussi le Satyriasis et la Nymphomanie (*fureurs amoureuses*).

MOUVEMENS ANTI-NATURELS, CONVULSIONS, ATTAQUES DE NERFS.

Caractères généraux. — Contractions légères ou violentes, subites, involontaires, ou désordres nerveux transmis aux organes du mouvement (*muscles*) par les fils conducteurs appelés nerfs, désordres qui, selon les uns, sont la suite d'une lésion cérébro-nerveuse inconnue dans son essence ; et qui, selon d'autres, semblent être expliqués d'une manière assez satisfaisante par la Mécanique et la Physique.

Frisson, tremblement, crampe, contracture, spasme, bâillement, soubresaut des tendons, etc. — Voilà les troubles nerveux les plus légers. — Mais, parmi les plus graves, les uns sont caractérisés par une raideur invincible; et les autres, par une agitation continuelle.

Danse de St.-Guy. — *Causes.* Age de 7 à 15 ans; sexe féminin; tempérament nerveux; masturbation; peur; coup ou chute sur la tête ou sur le ventre; perte de sang excessive; vers solitaire, etc.— *Symptômes.* Grimace involontaire et intermittente; contorsions; clignotement des paupières; yeux mobiles en tous sens; lèvres pincées par les dents; commissure (*angle*) des lèvres tirée tantôt d'un côté, tantôt de l'autre; mains et bras sans cesse agités, tantôt en avant, tantôt en arrière; distorsion du corps; pieds et jambes sautillants; en un mot, mouvement perpétuel? etc. — *Traitement.* Bains froids; sirop diacode; purgatifs; bonne nourriture; eau ferrugineuse; etc.

Eclampsie ou haut mal des femmes en couches. — *Causes.* Tempérament nervoso-sanguin; premier accouchement; abus de l'Ergot de Seigle pendant le travail; bassin trop étroit; émotion ou peur subite; douleurs excessives; etc. — *Symptômes*. Regard fixe, menaçant; puis, petits tiraillemens rapides dans les muscles du visage; enfin, grimaces effrayantes; paupières agitées; œil roulant; lèvres déviées; membres raides; corps immobile; respiration et pouls presque nuls; figure violette; bouche écumante; insensibilité complète; perte de connaissance; etc. — *Traitement*. Sangsues ou saignée du bras, si la malade est très sanguine (*rougearde*); bains; lavemens calmants; accouchez rapidement, et délivrez la matrice de tous les caillots de sang; etc.

ÉPILEPSIE, HAUT MAL, MAL SACRÉ, MAL INCURABLE. — *Causes*. Prédisposition héréditaire; tempérament nerveux; constitution faible; âge de la puberté; trouble des mois ou règles; frayeur; chagrin; excès vénériens; abus des alcooliques; études opiniâtres; revers de fortune; etc. — *Symptômes*. 1° *Période d'absence*: oublis légers, involontaires et instantanés; vertiges; sensation générale indéfinissable. — 2° *Période de raideur*: Membres raides comme des barres de fer; veines turgescentes; lèvres gonflées et violettes. — 3° *Période de tremblement*: Visage grimaçant; respiration active; bouche écumante; contournement et agitation de tous les membres; sueur. —

4º *Période de ronflement* : Stertor, ronflement ou reniflement; air stupide, hébété; perte de la mémoire; divagations. — 5º *Période d'anéantissement :* Sommeil irrésistible, et, après le réveil, nul souvenir de ce qui s'est passé pendant l'attaque?— Plus tard : Paralysie de quelques muscles des bras et des jambes (*le plus souvent du côté gauche.*) — *Traitement*.....?

Rage ou hydrophobie. — *Causes*. 1º Bave ou salive sécrétée par les glandes salivaires des animaux sauvages ou domestiques (*renard, loup, chien, etc.*) enragés, et instillée dans les plaies déterminées par les dents de ces animaux redoutables. 2º La rage peut-elle être spontanée? — *Symptômes*. Frayeur; agitation; exaltation; fureur; perte du sommeil; mouvement continuel; terreur imaginaire; peur de l'eau, de la lumière et de tous les objets brillants; répulsion involontaire et tremblement irrésistible à la présentation de ces objets; agitation invincible de tous les membres; œil hagard; fureur ou regret de la vie; apitoiement sur un tel malheur; accès réitérés; sueur froide; abattement; mort. — *Traitement*. Cautérisez promptement les morsures avec un charbon incandescent, un fer rouge ou un fragment de pierre infernale; remèdes calmans; etc.

Tétanos ou raideur. — *Causes.* Blessure grave des grandes articulations (*coude, poignet, genou, pied*), avec déchirure des tendons et des nerfs; etc. — *Symptômes.* Douleur atroce dans la partie lésée; agitation; extension spasmodique des membres; bâillemens; raideur du cou, de la mâchoire inférieure, du corps et des membres; etc. — N. B. Presque tout le monde a ouï parler de la fin déplorable du grand Achille, du général Duvivier, et même d'un compatriote, le jeune Rognon de Morteau. — *Traitement.* Bains; sangsues; chloroforme; etc.

INSENSIBILITÉS OU PARALYSIES TACTILES.

Cette division comprend les lésions nerveuses locales et circonscrites, qui sont caractérisées par la perte complète ou la grande diminution de la sensibilité de la peau.

L'insensibilité de la face est la plus fréquente de toutes. — *Causes.* Action prolongée d'un froid vif; courant d'air glacial; contusion violente (1); chute

---

(1) Tout le monde ne sait-il pas qu'un coup violent et inattendu, lorsqu'il a été porté sur le nerf du coude (*n. cubital*), détermine instantanément la paralysie tactile et motile des deux derniers doigts de la main, c'est-à-dire de l'annulaire et de l'auriculaire (*petit doigt*)? — N'y a-t-il pas alors, malgré la meil-

sur la joue; blessure ou coupure du nerf de la face (*visage, figure*). — *Symptômes*. Toucher, pincement et cautérisation insensibles. — *Traitement*. Courant électrique; frictions avec le liniment ammoniaco-camphré; etc.

PERTES DU MOUVEMENT OU PARALYSIES MOTILES.

Certains muscles des yeux (*vue louche ou regard de travers*), et de la face (*grimace*); le muscle sterno-mastoïdien (*tête penchée de côté*); certains muscles de l'épaule, du bras et de l'avant-bras (*faiblesse ou para-lésie*); certains muscles de la hanche, de la cuisse et de la jambe (*béquillard*), sont les organes moteurs les plus fréquemment frappés de paralysie. Si l'arrêt de l'influx nerveux provient d'une lésion ou al-tération matérielle, il est évident qu'il y aura incu-rabilité. Mais, s'il y a simple interception par suite d'un coup, d'une chute, d'une compression sur un nerf, ou par suite d'un refroidissement local, alors la maladie ne sera que momentanée, et par conséquent, très souvent guérissable.

---

leure volonté, interception subite de deux courans inverses, savoir : de l'électro-moteur et de l'électro-sensitif?

TROUBLES DU CERVEAU OU FOLIES.

Le délire aigu, symptôme caractéristique de quelques maladies cérébrales très graves, réclame la saignée, les sangsues, les réfrigérans et les calmans.

Quant à la folie proprement dite, à la démence, à l'idiotie et à l'imbécillité, ce sont des maladies si communes et si difficilement curables que je n'en parlerai pas.

MAUVAISES CONSTITUTIONS, CACHEXIES, DIATHÈSES, MAUVAIS SANGS,
(*MALADIES HÉRÉDITAIRES*).

PALES COULEURS OU MALADIE DES VIERGES. — *Causes*. Age de la puberté (*15 ans*); tempérament lymphatique (*sang blanc*); trouble ou arrêt des menstrues; excès vénériens; mauvaise nourriture; etc. — *Symptômes*. Pertes blanches; appétit irrégulier, dépravé; crampes d'estomac et tiraillemens dans le dos; mauvaises digestions; appauvrissement progressif du sang; éréthisme nerveux; faiblesse générale; abattement moral; yeux cernés; blanc de l'œil transparent ou vitreux; *teint d'une pâleur jaune-verdâtre caracté-*

ristique (*jaune de cire ou de citron*); paupières et joues boursouflées ; lèvres livides, pâles ou bleuâtres ; battemens de cœur ; oppression et essoufflement pendant la marche ou lors de l'ascension d'un escalier ; bruit de souffle très sensible dans le cœur et dans les grosses artères ; malaise universel indicible ; etc. — *Traitement.* Bonne nourriture ; vin sucré ; eau ferrée ; infusions amères (*Centaurée et Réglisse, etc.*); sirop de Digitale ; exercices et distractions ; etc.

SCORBUT OU MAL DES MARINS. — *Causes.* Froid humide (*pays marécageux*) ; air chaud et humide (*prisons, hospices, vaisseaux*) ; alimens mauvais, insuffisants (*salé, privation de légumes frais*) ; etc. — *Symptômes.* Bouffissure du visage, pâleur, abattement moral ; perte de l'appétit ; palpitation du cœur et essoufflemens ; faiblesses ; douleurs dans les os des membres inférieurs, et taches violacées ; mais surtout, haleine fétide, ébranlement des dents et gencives saignantes ; etc. — *Traitement.* Exercice ; bonne nourriture (*viandes et légumes frais*) ; vin ; eau ferrée ; salade au cresson ; infusion de feuilles de Trèfle de marais , de Cochléaria, etc ; limonade à l'Orange, au Citron, etc. ; élixir de Kina ; etc.

SCROFULES , ÉCROUELLES , HUMEURS FROIDES. — *Causes.*

Père et mère trop âgés, lymphatiques ou véroliques; alimentation insuffisante et eau mauvaise; âge de 5 à 7 ans; lieu d'habitation malsain, malpropre, humide, sombre; état sédentaire; pauvreté; etc. — *Symptômes.* Tête grosse; yeux rouges; gros ventre: gros os; membres grêles; peau pâteuse; feux de laits ou gourmes; engorgement des ganglions ou petites glandes du cou; oreilles et yeux suppurants; lèvre supérieure gonflée (*grosse lèvre*); dents d'un noir bleuâtre et presque toutes cariées; haleine d'une odeur repoussante; nez épaté; rhume de cerveau chronique; ailes du nez croûteuses (*lupus rongeur*) et ulcérations internes, membraneuses et osseuses, dites ozénales ou puantes, — incurables; gonflement des glandes situées au-dessous et à l'angle de la mâchoire inférieure, puis abcès et cicatrices ineffaçables (*écrouelles*). — Le moindre coup, la moindre piqûre, le moindre froid détermine souvent des engorgemens ou des abcès interminables (*genou: tumeur blanche, etc.*) — *Traitement.* Bonne nourriture et promenades; décoction de Houblon, de Gentiane, de Chicorée; pastilles soufrées; sirop dépuratif ioduré; eau ferrée; élixir de Kina; etc.

Rachitisme ou noueure. — *Causes.* Hérédité; âge de

1 à 3 ans; climat froid et humide; logement malsain; nourriture mauvaise; etc. — *Symptômes.* Gonflement des têtes des os (*enfant noué*); déformations multiples : colonne vertébrale déviée; os de l'épaule ou palette énorme (*bosse*); côtes obliques et noueuses; coudes et poignets tuméfiés; bassin rétréci, oblique, etc.; os de la cuisse (*fémur*) bombé en avant et en dehors; genoux en dedans et jambes arquées, c'est-à-dire concaves en dedans et convexes en dehors, etc. (*rickets, criquets, cagneux, bancroches*); os longs mous et flexibles; douleurs sourdes ou vives; peau pâle, sèche, amincie; digestions mauvaises; diarrhée fréquente; ventre ballonné; dépérissement; troubles locaux et généraux; enfin, mort ou constitution malingre et existence misérable. — *Traitement.* Logement sain; bonne nourriture; exercice au grand air; frictions et bains stimulants (*Labiées, Baume Opodeldoch*); élixir de Kina, eau ferrée, sirop anti-scorbutique, etc.

Phthisie, étisie ou poitrinisme. — *Causes.* Prédisposition héréditaire (*père et mère d'un mauvais sang*); pays froid et humide; excès de tout genre; masturbation; rougeole, petite-vérole; coqueluche, rhume négligé, etc. — *Symptômes.* Toux; fièvre sur le soir;

sueur; amaigrissement; essoufflement; pâleur; faiblesse; crachats écumeux, mousseux; puis jaunâtres; enfin verdâtres ou purulents; bruits variés dans la poitrine (*mauvais signes*); voix changée; oppression; toux et crachemens incessants; enfin? — mort. — *Traitement....?* Conduite régulière; petits soins; bonne nourriture; vêtemens chauds; logement sain; infusions pectorales et cautère; etc.

Carreau ou gros ventre. — *Causes.* Parens cachectiques; âge de 1 à 7 ans; mauvaise nourriture, etc. — *Symptômes.* Diarrhée fréquente; faim insatiable; digestions mauvaises; maigreur extraordinaire; dégénérescence des glandes intestino-mésentériques (*du ventre*); ventre énorme et membres fluets; dépérissement progressif; pâleur; étisie; et souvent mort inévitable. — *Traitement.* Bonne nourriture; pastilles au calomel; eau ferrugineuse; etc.

Diathèse cancéreuse ou cancer. — *Causes.* Hérédité; âge de retour (45 *ans*); chagrins; coup ou chute sur certains organes (*lèvre inférieure* (pipe), *mamelles ou seins*, *etc.*); inflammation chronique de ces mêmes organes; excès de tout genre; etc. — N. B. Le cancer du cerveau, de l'œil, de la lèvre inférieure, des mamelles ou seins, des poumons (*crachats noirâtres*), de l'estomac (*vomissemens de marc de café*), du foie, des reins, de la matrice, des testicules et des bourses, n'étant pas même guérissable par les plus grands maîtres, que dois-je dire à ce sujet...? (1)

GOUTTE, PODAGRE OU RHUMATISME DES PIEDS ET DES MAINS. — *Causes.* Hérédité; constitution prédisposante (*embonpoint excessif*); sexe masculin; nourriture trop succulente; vie sédentaire; excès; saisons humides (*printemps, automne*); etc. — *Symptômes.* Digestions troublées; douleurs vagues; frissons; toux sèche; sueurs; douleurs aiguës dans les orteils, les pieds, les genoux, les poignets, les coudes; gonflement des articulations avec synovie ou eau fluctuante; dépôts crétacés (*tophus*) dans les articulations et gêne dans les mouvemens; caractère insupportable; hydropisie ascendante; etc. — *Traitement.* Nourriture légère; boissons diurétiques (*nitre, acétate de potasse*); purgatifs salins (*Eau de Sedlitz*); etc.

Maladies secrètes. — 1° FAUSSE VÉROLE OU ÉCHAUFFEMENT. — Après un coït effréné, suivi de re-

---

(1) On excise la lèvre inférieure, on opère le sein, on énucléée le testicule; etc..... Mais, hélas! vaines extirpations en présence de l'altération invétérée d'un sang corrompu!!!

froidissement, l'imprudent éprouve, du 1er au 3e
jour, un sentiment de chaleur ou d'ardeur dans le
canal de l'urèthre pendant le passage de l'urine.
Bientôt une espèce de chatouillement passager ou de
démangeaison incessante fait naître à tout instant le
besoin irrésistible d'uriner. Mais, si le malheureux
tente de donner à l'urine un libre cours, il ressent
aussitôt, dans toute la longueur du canal de l'urèthre
et surtout à son extrémité, une ardeur brûlante,
suivie d'une cuisson insupportable ou d'une douleur
lancinante qui arrache souvent des cris involontaires et communique des emportemens frénétiques au
pauvre *souffreteux*. Néanmoins, du 6e au 9e jour, la
douleur se calme peu à peu, et un écoulement mu-
coso-purulent, laiteux, jaunâtre d'abord, puis verdâtre, apparaît insensiblement (*blennorrhagie, blen-
norrhée ou gonorrhée*). A cette période de la maladie,
on sent très distinctement, à l'aide de la pulpe de
l'index, les follicules muqueux qui sécrètent la matière de l'écoulement... Ceux-ci sont engorgés et dis-
séminés, par-ci par là, tout le long du canal de la
verge. Cet état dure le plus communément de 9 à 21
jours, et si, pendant cet intervalle, la nature et le
temps n'ont point opéré d'eux-mêmes la guérison,

si tout l'art médico-chirurgical est resté impuissant,
grâce à l'inconduite, à la timidité ou à d'autres causes ignorées, l'affection tend à devenir chronique.
C'est alors que l'on voit, après maints sarcasmes contre les docteurs et la médecine; mais jamais contre
les ignares et le brutalisme, surgir çà et là, heureusement pour le savant ! une tourbe de grossiers empiriques, idoles populaires, vengeurs inescients de
l'illégalité, de la science et du crime. En effet, mille
dupes crédules, prosternées devant d'élogieuses affi-
ches, prêtent imaginairement un talent surnaturel à
leurs auteurs clandestins ou inconnus, courent ensuite se jeter entre leurs incoercibles mains et avaler avec foi leurs remèdes assassins! L'un, trompé
par une fabuleuse renommée, ressent bientôt dans
l'aine les effets de leurs prétendus spécifiques. Le
mal en effet rétrocède lentement et dépose en passant dans les glandes de cette région, le germe purulent d'un abcès qui laissera désormais une cicatrice indélébile (*bubonite gonorrhéique*). L'autre, plus
hardi et forçant la dose, court risque de périr ou
de se voir privé de la faculté génésique (*testiculite
gonorrhéique*). Celui-ci, pauvre innocent! accuse
dans un genou la douleur la plus aiguë, et, bientôt

perclus, hérite d'une béquille pour souvenir de sa
crédulité (*arthrite gonorrhéique*). Celui-là, plus imprudent encore, possédant l'assurance anti-humani-
taire dans sa poche, s'abandonne à tous les excès, et
finit enfin, grâce à la vengeance céleste, par perdre
un œil ou par être privé de la lumière pour l'éternité (*ophthalmite gonorrhéique*)!!!! A l'appui de ces
faits et pour terrorer les incrédules, puis-je m'em-
pêcher de dire que les gîtes de la misère et les rues
de nos grandes cités étalent à nos yeux mains exemples ambulants, et que la terre recèle en son sein
bien d'autres victimes? Victimes de la maladie ga-
lante, des médicastres et des remèdes secrets, voyez
et oyez! *discite moniti...* — *Traitement.* 1º *Pendant
les premiers jours :* Diète ou stricte privation de toute
espèce de nourriture; privation des boissons échauf-
fantes (*thé, café, etc.*) et stimulantes (*alcool, eau-de-
vie, bière, etc.*); repos absolu; séjour au lit et dans
une chambre chaude; sangsues (*V. page* 68) aux
cuisses, sur le bas-ventre ou au périnée (*entre les
bourses et l'anus*); demi-bains ou bains de siége. —
2º *Tous les jours :* Tisanes émollientes, purgatives et
diurétiques : Racine de Chiendent, d'Asperge, de
Guimauve, de Réglisse, de chaque 8 grammes pour

1 litre d'eau ; ou bien : Manne 52 grammes -+- Pulpe de Tamarin 20 gram. -+- Crème de Tartre 10 gram. -+- Racine de Guimauve et de Réglisse — ana 15 gram. Pour 1 litre d'eau. Faites cuire pendant 10 minutes, passez et buvez à volonté. — 3° *Vers le* 9° *jour,* c'est-à-dire quand il n'y a plus de douleurs piquantes, ni lancinantes, prenez : Sirop d'orgeat nitro-camphré ; pilules de Térébenthine cuite ; etc. Si l'écoulement gonorrhéique persiste, alors : 1° Décoction de Racine de Bistorte ; 2° Tannin 50 centigram. ou décoction de Tan ; 3° Azotate d'argent 5 centigram. -+- Eau dist. de Roses 64 gram. P^r injections dans le canal de l'urèthre à l'aide d'une seringue de verre, etc.

2° Syphilis (1) ou vérole vraie. — *Causes.* Hérédité ; inoculation ; contact immédiat (*absorption, capillarité et endosmose naturelles*). — 1° *Symptômes primitifs.* — Chancre ou volcan syphilitique. — Malgré les cas extraordinaires où l'on voit quelquefois certains individus se vanter d'avoir été réfractaires à l'infec-

---

(1) *Étymologies grecques :* sus, truie ; philéïn, aimer, chérir, caresser, embrasser, etc. — Vérole, de vari, taches au visage, ou de varius, bigaré, tacheté.

tion vérolique, il n'en est pas moins vrai qu'eux-mêmes, comme tous ceux qui s'exposent au même péril morbide, sont tôt ou tard victimes d'un coït impur. L'inoculation a lieu rapidement pendant la copulation, et voici de quelle manière chez les deux sexes : Sous l'influence du contact, du frottement et de la chaleur, le virus syphilitique imbibe la muqueuse délicate des parties génitales ; puis, les radicules capilliformes des vaisseaux ou canaux lymphatiques et veineux pompent ou aspirent aussitôt la sécrétion contagieuse. Tantôt il ne résulte de cette résorption que de simples érosions, tantôt de légères excoriations irrégulièrement arrondies, à liséré jaunâtre, à bords serpigineux, sécrétant enfin une matière inoculable. Tantôt le levain funeste à l'économie fermente pour ainsi dire, et détermine, du 1er au 9e jour, soit un léger picotement, soit une douce démangeaison suivie d'une efflorescence rosée et d'une éruption vésiculo-pustuleuse, qui ne tarde pas à se transformer en une ulcération (*chancre*) douloureuse, circulaire, peu profonde, à fond grisâtre ou laiteux, à bords légèrement saillants, sinueux, taillés à pic, à liséré d'un rouge vif avec aréole d'une nuance violacée plus ou moins étendue, et enfin à base rénitente. Ces phénomènes primitifs siégent le plus ordinairement autour du gland. Souvent la lésion organique primordiale provoque tantôt une balanite (*inflammation ou gonflement du gland*), tantôt une inflammation ou boursouflement du prépuce, soit en arrière du gland qui, dans ce cas, est étranglé (*paraphimosis*), soit en avant du méat urinaire, lequel est alors obstrué (*phimosis*). L'évolution du chancre peut être la même dans l'urèthre (*canal*), au pourtour de l'anus, sur la lèvre inférieure, dans la bouche, etc.; et, plus tardivement, sur la peau du tronc et des membres. Vers le 9ᵉ jour, le chancre suppurant commence à s'épaissir à la base (*chancre indurant, cachet de la vérole confirmée*). C'est alors que le virus syphilitique, émané du chancre, jouit de ses propriétés les plus actives, et donne, par inoculation, une ulcération spécifique analogue à la première.—Chez la femme, l'évolution organique du chancre et la succession progressive des symptômes sont absolument les mêmes. L'orifice de la matrice, les parois du vagin, les grandes et les petites lèvres, sont principalement le siége d'élection des chancres et d'un écoulement transmissible.—Au bout d'un mois environ, le chancre se tarit, ses

bords se rapprochent insensiblement, forment enfin
une cicatrice violacée, sinueuse sur ses bords, ra-
yonnée, rugueuse et légèrement déprimée au centre.
Pendant tout ce temps, le virus, résorbé par les vaisseaux ou canaux lymphatiques, a déterminé, chemin faisant, un engorgement ou gonflement douloureux d'un ou plusieurs ganglions (*adénite ou
glandite syphilitique*) de l'aine (*pli de la cuisse*). —
Ces glandes engorgées, que l'on appelle vulgairement *bubons* (*grec* : ΒΟΥΒῺΝ), forment le plus souvent
des tumeurs très sensibles, ovoïdes, c'est-à-dire de
la forme et du volume d'un œuf de pigeon ou d'un
œuf de poule. La terminaison par résolution n'a lieu
que dans les cas d'engorgement peu considérable, et
si le traitement a été rapide et énergique. Néanmoins la terminaison par suppuration est de beaucoup la plus fréquente. Alors, après une période de
8 à 9 jours, les bubons ulcérés offrent, comme les
chancres leurs congénères, des bords sinueux, ron-
gés, dentés ou taillés à pic, décollés et renversés.
Peu à peu ils se tarissent, se cicatrisent, s'épais-
sissent et s'indurent. Le virus (*poison*) syphilitique,
dès lors recélé dans le sang (*vérole constitutionnelle*),
reste long-temps stationnaire ou mine sourdement
toute l'organisation humaine.

2° *Symptômes consécutifs ou V. constitutionnelle.*
— Maux de têtes fréquents; douleurs vagues dans
tous les membres; malaise continuel; teint blafard;
air morose; existence languissante; roséole fugace
de la peau; engorgement chronique des petites glandes du cou (*ganglions lymphatiques*); taches sur la
peau (*syphilides cuivrées, bronzées, etc.*); aphthes véroliques et ulcérations dans la bouche; plaques muqueuses sur le front (*couronne de Vénus*), dans la bouche, sur les amygdales, au pourtour de l'anus, entre
les orteils; végétations diverses autour du gland :
— choux-fleurs, crêtes de coq, poireaux, verrues,
etc,; rhume de cerveau et ulcérations rebelles dans
les fosses nasales (*ozène syphilitique*); iritis, amau-
rose, faiblesse ou perte de la vue; épaississement
lardacé, ou dégénérescence cancéreuse des seins ou
des testicules; impotence; étisie; douleurs sourdes
dans les os surtout le soir et pendant la nuit; exos-
toses ou tumeurs à la surface des os; chute des cheveux; ulcères rongeants, serpigineux et plats, qui
parcourent toute la surface du corps; regrets amers;
remords superflus; promesses et sermens trop tar-
difs; dégoût de la vie; désespoir, et, quelquefois,
suicide...! — N. B. Les symptômes de cette affreuse

maladie sont les mêmes chez la femme, donc, même traitement. — *Traitement.* 1° S'il y a chaleur, ardeur, douleur, et écoulement syphilitique, suivez ponctuellement toutes les prescriptions du paragraphe précédent. — 2° Cautérisez ou brûlez promptement les chancres, les rhagades, etc., avec la pierre infernale. — 3° Sur les syphilides et éphélides ou taches de la peau, sur les bubons vénériens, faites de légères frictions avec de la pommade mercurielle simple ou avec de la pommade citrine. — 4° Prenez : Iodure de potassium 4 gram. + Eau 125 gram. et Sirop de Salsepareille 250 gram. Agitez vivement. Versez une cuillerée de ce sirop dépuratif dans 1|2 verre d'eau ordinaire, buvez à volonté, et agissez de même matin, midi et soir.

MALADIES PHYTO-VERMINEUSES OU VERMINES.
VÉGÉTAUX OU PLANTES PARASITES.

Êtres organisés qui croissent aux dépens du corps de l'homme, ou végétations, champignons, algues, etc.

On observe ces productions étonnantes autour des vieux ulcères, des vésicatoires, des cautères, de la gangrène ; dans le tartre des dents ; sur la langue chargée de saburre, sur la muqueuse de la bouche (*voyez Muguet, page* 88), sur le cuir chevelu, etc.

Teigne tonsurante. — Maladie contagieuse. — *Causes*. Enfance (*de 1 à 15 ans*); tempérament lymphatique, scrofuleux, etc.; misère; privations; pays et logement humides, malsains; malpropreté extrême; etc. — *Symptômes*. Apparition de milliers de petits champignons (*A. Schonleinii*) en entonnoir et d'une couleur jaune de soufre; odeur infecte de la souris ou de l'urine de chat; poux innombrables; démangeaisons; cheveux étouffés; tête chauve; etc. — *Traitement*. 1° Cataplasmes de farine de lin; 2° lotions savonneuses; 3° pommade soufrée, camphrée, iodurée ou mercurielle (*onguent gris*); 4° bonne nourriture; 5° sirop dépuratif iodé; etc.

Herpès tondant. — *Symptômes*. Plaques arrondies; cheveux coupés très près. N. B. Le champignon (*A. Lebertii*) de l'herpès tondant ne rend point chauve comme celui de la teigne. Néanmoins, voyez et suivez le traitement précédent.

INSECTES ET ANIMAUX PARASITES.

Êtres animés qui vivent aux dépens du corps de l'homme.

1° Parasites externes. — Pou de la tête. —

Causes. Enfance ; vieillesse ; malpropreté ; maladies chroniques de la peau ; fièvres putrides et éruptives. N. B. Il est transmissible par un contact prolongé (*casquette, lit*). — *Description*. Corps plat, grisâtre au centre et transparent sur les bords ; aiguillon corné situé sous le ventre et destiné à percer la peau ; chaque pied armé d'un onglet bifurqué et crochu ; tête à deux yeux microscopiques ; enfin suçoir (*ventouse*) à l'aide duquel il pompe le sang. La femelle pond des œufs en nombre illimitable. Ce sont les *lentes* ovoïdes qui adhèrent si fortement aux cheveux. Elles éclosent au bout de quelques jours. — *Symptômes*. Démangeaisons incessantes et insupportables ; agitation ; fièvre ; trouble du sommeil ; amaigrissement. — *Traitement*. 1° Soins de propreté (*peignez souvent*), et poudre ou décoction de Staphisaigre (*graine des capucins*), de racine de Gentiane, de Tabac à fumer, de Persil ; etc. Afin de détruire les lentes, coupez les cheveux très près du cuir chevelu.

Pou du corps. — *Description*. Corps d'un blanc sale, sans tache, comme laiteux ou cireux ; 6 pattes à crochets et tête à suçoir tubulé. — *Causes*. Mêmes que celles du précédent. De plus, il est une maladie, dite *pédiculaire* ou *phthiriase*, qui survient chez certains individus prédisposés ou plongés dans la plus affreuse misère. — Les poux du corps ont leur siége de prédilection sur le dos, la poitrine et les membres. Ils sont souvent agglomérés en nombre assez considérable pour former sous la peau de petites tumeurs saillantes qui, incisées avec un bistouri, enfantent des myriades de ces êtres dégoûtants. — *Symptômes.* Démangeaisons. — *Traitement.* Bains sulfureux (*sulfure de potasse*); frictions avec de la pommade citrine, mercurielle (*onguent gris*) ou iodurée; etc.

Pou de la gale ou acare. — Il existe soit dans une vésicule, soit au fond d'un sillon sous-épidermique. Quelquefois visible à l'œil nu, on peut alors l'extraire avec la pointe d'une épingle; et, à l'aide de la loupe, s'assurer qu'il est rond ou globuleux, et à 8 pattes, etc. Il détermine une démangeaison insupportable sur le soir, surtout auprès d'un fourneau ardent et au lit. Les vésicules qui le renferment, siégent surtout entre les doigts, au pli du bras, sur le ventre et au creux du jarret. — Voyez le traitement précédent.

Pou du pubis, fouisseur ou morpion. — *Description.*

Corps noirâtre, large, aplati et arrondi; tête presque imperceptible; pieds postérieurs très arqués, très forts et très crochus; suçoir aigu. — *Causes*. Malpropreté prolongée des organes génitaux ou secrets; rapports sexuels impurs. —*Symptômes*. Pendant la nuit, il s'agite et il se traîne jusque sous les aisselles, gagne même la barbe et les sourcils, s'incruste dans la peau; et détermine un fourmillement et des démangeaisons insupportables. — *Traitement*. Prenez : Iodure de potassium 2 gram. + Camphre 1 gram. + Alcool 4 gram. et Saindoux 32 gram. Triturez. Pour frictions soir et matin. — Bains de siége à l'eau de savon. — N. B. La pommade mercurielle simple ou hydrargyrique (*onguent gris*) tache le linge.

2° Parasites internes.

Ascaride lombricoïde, lombric, ver de terre, ver commun ou vulgaire, ver des enfans. — *Description*. Corps cylindrique, rosé, effilé à ses 2 extrémités, long de 30 centimètres (1 *pied*); tête aiguë, à trois oscules ou bouches aspirantes. — Queue du mâle recourbée et offrant 2 pénis (*verges*). Chez la femelle, les 2 conduits des œufs (*oviductes*) longent l'intestin. —*Siége*. Il rampe dans l'intestin grêle, et, quel-

quefois, il gagne l'estomac, franchit le porte-man-
ger (*œsophage*), et arrive enfin jusque dans les voies
respiratoires, dans la bouche ou dans les fosses nasales. — *Causes*. Enfance (1 *à* 15 *ans*); constitution
lymphatique, scrofuleuse; climat humide; fruits
verts; lait, fromage, cérat; etc. — *Symptômes*. Salive abondante; perte de l'appétit; amaigrissement;
sensation vague et inexprimable dans l'intestin et le
gosier; envies de vomir; démangeaisons du nez et
des paupières; yeux cernés; visage bouffi et pâle;
coliques; convulsions; diarrhée et expulsion de
quelques vers (*seul signe positif*). — *Traitement*. 1°
Le soir: Panade à l'ail et au beurre frais ou à l'huile
d'olives. 2° *Le matin*: Biscuit vermifuge au Semen-
contrà dans du café noir — ou — Mousse de Corse
15 gram. + Séné 8 gram. + Pruneaux et Eau, Q. S.
— *Autres vermifuges*. Absinthe marine, Tanaisie, Camomille, Gentiane, Fougère, Grenadier, etc.—5° *A
midi*: Elixir purgatif (*voyez la note de la page* 69),
ou huile de Ricins, granules aloétiques, pastilles au
calomel, sel de Sedlitz, etc. — N. B. Dose ou quantité proportionnée à l'âge du sujet.

Ascaride vermiculaire ou oxyure. — *Description*. Corps
blanc, mince comme un fil, rond ou cylindrique, long

de 1 à 10 millimètres (1 *ou* 2 *lignes*). — Il siége à l'anus. — *Symptômes*. Démangeaisons ou fourmillemens insupportables; trouble du sommeil, crispations; plaintes. — *Suites*. Incontinence d'urine chez les jeunes enfans; pertes séminales involontaires chez les adolescents; nymphomanie chez les filles pubères, etc. — *Traitement*. Lavement avec de l'eau salée ou de la décoction d'Absinthe marine, de Tanaisie, de Camomille, de Centaurée, etc.

Le Tricocéphale, ver capillaire ou v. cheveu, siége dans l'intestin cœcum vers la fin des fièvres putrides, etc.

Le Cysticerque, ver ampullaire ou vésiculaire, se rencontre sous la peau (*graisse*), dans les muscles (*chairs rouges*), dans le cerveau, etc.

L'Echinocoque, hydatide, v. globuleux ou v. en boule, pullule souvent dans le foie, les reins, etc.

Ver solitaire, taenia, ruban, bandelette. — *Description*. Tête aussi petite que celle d'une fine épingle, 4 suçoirs armés de crochets recourbés et très-forts; cou très long et aussi effilé qu'une aiguille de bas; corps aplati, long de 5 à 10 mètres (15 à 50 *pieds*) et large de 1 centimètre (2 *lignes* 1\2); d'un blanc laiteux et ressemblant à de la tresse ordinaire, à anneaux (*vers cucurbitains*) innombrables; etc. — *Siége.* Dans l'intestin grêle. — *Causes.* Mêmes que celles du précédent. — *Symptômes.* Appétit irrégulier et vorace; renvois gazeux ou acides; ballonnement du ventre; sensation vague de picotemens ou d'un corps mobile et ondulant; douleur subite et pongitive; coliques; teint pâle, jaune ou plombé; yeux cernés; amaigrissement; lassitudes; crampes; tiraillemens dans l'estomac, dans l'intestin grêle et dans tous les membres; toux sèche et quinteuse; ennui, inquiétude, migraine, étourdissemens, contraction du cerveau, idées moins libres et moins lucides; troubles de la vue; perte du sommeil et rêvasseries; palpitations, etc. — *Traitement.* 1° Panade grasse. — 2° Sirop d'Ether. — 3° Tisane de Fougère, de Grenadier, d'Absinthe marine, etc. — 4° Elixir purgatif (*V. la note de la page* 69). N. B. A l'aide de ces agens pharmaceutiques, depuis 5 années, j'ai déjà fait rendre 7 vers solitaires d'une longueur démesurée. Cette annotation paraîtra peut-être un peu charlatanique; mais, bref! les faits sont d'une notoriété publique; et les pièces authentiques et les corps probants remis entre mes mains, peuvent convaincre le plus incrédule...

DERMATOSES OU MALADIES DE LA PEAU.

(*Croûtes, Dartres, Eruptions, Feux*).

Caractères généraux de cette classe. — Altération et effervescence du sang ; — accumulation et efflorescence à la surface de la peau ; — douleur, cuisson, démangeaisons ; résolution ou disparition naturelle ; desquamation ou chute de l'épiderme (*écailles, croûtes*) ; ulcération et suppuration.

EXANTHÈMES OU EFFLORESCENCES SIMPLES.

Caractères généraux de cette famille. — Apparition rapide de rougeûrs superficielles et limitées ; disparition sous la pression du doigt et réapparition subite quand la pression cesse, retour qui accuse une forte accumulation de sang dans les très petits vaisseaux sanguins (*artérioles et veinules*) de la peau.

ERYTHÈME OU ROUGEUR. — *Caractère générique distinctif.* Surface de la peau parsemée de taches circonscrites d'un rouge très vif. *L'espèce intertrigo* est particulière aux enfans et aux personnes très grasses. — *Siége.* Pli du bras, pli de la cuisse, des fesses. — *Symptômes.* Rougeur, gerçure, crevasse, suintement, cuisson, enfin démangeaison et fièvre légère.

— *Causes*. Printemps., été; peau fine; dentition; mauvaise nourriture; malpropreté; etc. — *Traitement*. Régime [adoucissant (*légumes*); bains; purgatif salin; tisane émolliente et laxative (*Manne, Tamarin, Réglisse et Chiendent*) poudre de Lycopode ou d'Amidon; pommade de Concombre, etc.

Rubéole ou roséole. — Taches rosées très fugaces. Voyez Erythème.

Urticaire ou fièvre ortiée. — Boutons durs et blanchâtres, analogues à ceux que fait surgir instantanément l'inoculation du suc irritant de l'ortie brûlante. Ils ont principalement leur siége aux poignets, etc. — *Causes*. Mauvaise nourriture; mauvaises digestions; mauvais sang; etc. — *Traitement*. Voyez Erythème.

Erysipèle de la face. — *Causes*. Printemps, été; âge avancé; coup de soleil; piqûre; mauvais sang; grossesse; etc. — *Symptômes*. Du 1er au 5e jour, frisson, mal de tête, crampes d'estomac, langue sale, bouche amère et fétide, envies de vomir, constipation, pouls dur et fréquent. Du 5e au 6e, peau d'une joue rouge d'abord, puis violacée, enfin gonflée; sensation de brûlure; vésicules ou petites boucles; fièvre et soif ardente. Du 6e au 9e, la fièvre tombe,

la peau pâlit, se dégorge, se ride, se dessèche et
tombe en écailles. Dans les cas graves, le cerveau et
ses enveloppes s'enflamment, et la mort est imminente. Néanmoins, si le malade guérit, les cheveux
tombent en grand nombre. — *Traitement*. Saignée
ou sangsues; purgatif; tisane; diète absolue; frictions avec de la pommade hydrargyrique simple; etc.

VÉSICULES OU BOUTONS D'EAU.

Caractère de cette famille en général. — Vésicules
épidermiques remplies d'une gouttelette de sérosité
jaunâtre et translucide.

Eczéma ou dartre. — *Causes*. Corps irritants (*poivre, moutarde, mercure, chaux, plâtre, feu*); âge critique ou de retour; etc. — *Siége*. Aux mains, derrière les oreilles, autour des parties secrètes, etc.—
Symptômes. Inflammation, rougeur, gonflement, cuisson, démangeaison, fièvre légère et éruption de vésicules nombreuses; puis rupture, suintement, dessication et chute de l'épiderme (*écailles, paillettes,
son*). — *Durée*. Marche aiguë (9 *jours*) ou chronique. — *Traitement*. Nourriture anti-inflammatoire
(*viandes blanches et légumes , etc.*); tisane émolliente
(Réglisse, Guimauve et Chicorée); eau de Sedlitz; bains
d'eau douce; cataplasmes de farine de lin; farine

d'orge ; pommade hydrargyrique simple ou soufrée ; cautérisation légère (*pierre infernale*) ; etc.

Herpès ou boutons d'eau. — *Causes*. Fièvre ; mauvais sang ; malpropreté ; coït ou rapports sexuels impurs ; etc. — *Siége*. Au pourtour des lèvres (*H. labialis*) et des narines (*H. narium*), autour de la verge (*H. preputialis*) et du vagin (*H. vaginalis*), autour de la poitrine (*Feu ou ceinture de St.-Antoine*). — *Symptômes*. Rougeur circonscrite, chaleur (*brûlaison*), tension ; cuisson d'abord ; puis démangeaison ; enfin éruption de vésicules remplies d'un liquide urineux ; rupture, dessication, croûtes et chute de l'épiderme. — *Durée* 9 jours. — *Traitement*. Pommade au nitrate d'argent ; eau purgative au sel de Glauber, etc.

BULLES OU AMPOULES.

Caractère principal de cette famille. — Petites boucles ou vessies constituées par l'épiderme soulevé, et remplies d'une eau séreuse et transparente.

Le Pemphigus offre des bulles globuleuses ou sphéroïdes. — *Siége*. Sur les membres, mais surtout aux poignets et dans la paume des mains. — *Causes*. Vieillesse ; nourriture mauvaise, digestions incomplètes ; mauvais sang ; constitution scrofuleuse, vé-

rolique, etc. — *Symptômes*. Taches rouges, circu-
laires, bombées; fièvre; chaleur; cuisson d'abord;
puis démangeaison; enfin soulèvement de la pellicule épidermique, de là: *ampoules*; rupture, écoulement d'eau et affaissement, dessication et chute de
plaques écailleuses. — *Traitement*. 1º Passez une aiguille au travers des bulles et sans enlever l'épiderme. De cette manière, vous éviterez la douleur. 2º
Nourriture légère (*lait*); bains; sirop dépuratif ioduré; purgatif (*sel de Glauber*), etc.

Rupia. Même siége, même causes, même marche,
même traitement que pour le Pemphigus. Mais, no-
tez que les bulles sont larges et aplaties.

PUSTULES OU BOUTONS DE PUS.

Caractères généraux de cette famille. — Elevures
arrondies ou coniques, circonscrites ou limitées, en-
vironnées d'un cercle rouge ou aréole enflammée,
remplies de sérosité d'abord, puis de pus; dessication ou croûtes, chute ou induration, taches ou cicatrices.

Acne ou couperose. — *Causes*. Age de 15 à 25 ans;
excès alcooliques; études incessantes; action fréquente du rasoir sur les bulbes des poils, sur l'épiderme et sur la peau; vérole constitutionnelle; nour-

riture mauvaise; âge critique ou de retour (45 *ans*); etc. — *Symptômes*. Démangeaisons et petites élevures; puis, petits boutons remplis d'un pus jaunâtre; dessication; chute des croûtes; peau rugueuse et violacée; bourgeons ou érosions ineffaçables. — *Espèces remarquables*. Couperose des joues, — du nez (*ivrognes*), — du menton (*mentagre*); etc. — *Traitement*. Réforme des abus ou excès; guérison de la maladie constitutionnelle qui en est la cause présumée; boissons tempérantes (*sirop de groseilles, etc.*); eau distillée 125 gram. + eau de Cologne 15 gram. + iodure de potassium 4 gram. Pour lotions.—Pommade: Axonge 30 gram. + Vermillon 1 gram. + Soufre lavé 2 grammes. P^r frictions. Cautère; purgatifs.

PAPULES OU LAMELLES.

Caractère de cette famille. — Elevures, plaques ou lamelles sèches et parcheminées.

Prurigo ou gratelle. — *Causes*. Enfance; vieillesse extrême; âge de retour; hydropisie ou enflure des jambes; malpropreté; etc. — *Siége*. En dehors des bras, des avant-bras, des cuisses et des jambes; sur les parties génitales; etc. — *Symptômes*. Points rouges saillants, picotemens, démangeaisons; puis, papules ou écailles caduques. Les malades se grattent jusqu'au sang, surtout au lit et près d'un fourneau ardent; de là : ulcération, insomnie, agitation, fièvre, malaise général et amaigrissement. — *Traitement.* Nourriture non-échauffante; bains d'eau de savon; eau de Seltz et eau de Sedlitz; boissons émollientes (*Réglisse et Guimauve*); Pommade avec : Axonge (*Saindoux*) 30 gram. -+- Oxyde de Zinc ou Sous-nitrate de Bismuth 2 gram. -+- Laudanum de Sydenham 4 gram. P^r frictions, soir et matin.

Le Lichen, dont les papules ressemblent assez bien à des fragmens lamelleux de Lichen d'Islande, est une maladie analogue, et réclame les mêmes soins médicaux.

SQUAMES OU ÉCAILLES.

Caractère. — Ecailles ou lamelles caduques, dont la couleur et la forme rappellent grossièrement celles du son.

Pityriasis ou pelage. — *Causes.* Enfance; vieillesse; malpropreté; mauvais sang; etc. — *Symptômes.* Inflammation vive, chaleur, tension, douleur, gonflement, rougeur, démangeaison; puis chute farineuse ou foliacée de l'épiderme (*vernis de la peau*). Chez les vieillards; diarrhée, cachexie, mort. Le Pityriasis du cuir chevelu (*chute des cheveux*), et le Pityriasis des parties secrètes sont les espèces les plus fréquentes. — *Traitement*. Nourriture légère (*lait, épinards, oseille , viandes blanches ou non salées, etc.*); bains d'eau savonneuse; cataplasmes de farine de lin ; pommade soufrée ; etc. — N. B. Le Psoriasis et la Lèpre appartiennent à cette famille, ainsi que l'Ichthyose ou écaille de poisson, maladie de naissance, héréditaire, rare et curieuse. — Même traitement.

TUBERCULES OU TUMEURS.

(*Nodosités, nœuds, noyaux, pois, grains de chapelet*),

Caractère. — Petites tumeurs rénitentes, solides, de longue durée, et tendant toujours à s'ulcérer.

Lupus ou dartre rongeante. — *Causes*. Scrofules, écrouelles ou humeurs froides ; vérole ; morve ; farcin ; etc. — *Siége*. A la face , sur le nez, etc. — *Symptômes*. Boutons croûteux ou tubercules durs, rarement douloureux, rarement prurigineux, tôt ou tard caduques, et immédiatement remplacés par une ulcération érodante, dévorante (*L. vorax*), ulcération qui ronge jusqu'aux os eux-mêmes. On peut citer encore le L. non érodant, lequel est stationnaire; et le L. serpigineux, lequel se promène sur le cou, les membres, etc. — *Traitement*. Cautérisez avec la pierre infernale les tubercules naissants ; tisane (*Trèfle de marais, Chicorée, Douce-amère, Saponaire, Réglisse*); salade au cresson; sirop dépuratif ioduré : une cuillerée matin et soir. — Pilule au deuto-chlorure hydrargyrique (*1 milligramme*) : une matin et soir. — A cette famille, on peut annexer l'Eléphantiasis des Arabes, maladie caractérisée par l'engorgement et la dégénérescence chronique des vaisseaux et ganglions lymphatiques de la peau des jambes (*jambe d'Eléphant*), etc. — *Causes.* Chaleur excessive des pays équatoriaux (*Afrique, Indes, Colonies*); nourriture et genre de vie propre à certaines peuplades barbaresques; etc.

INTOXICATIONS OU EMPOISONNEMENS.

Règle général. — Dans tous les cas : 1° EXPULSEZ le poison ingéré ou avalé (*vomitif: barbe d'une plume d'oie ; poudre d'Ipéca, 2 gram. + eau sucrée, quantité suffisante*). — 2° DÉCOMPOSEZ le poison (*contre-poisons ou antidotes: blanc-d'œuf, eau de savon, eau de puits miellée, lait, huile d'olives, etc.*) — 3° REMÉDIEZ (à l'aide des émolliens, des tempérans, des stimulans, des calmans, etc.) aux lésions matérielles et aux troubles fonctionnels déterminés dans l'organisation humaine par l'agent antipathique.

POISONS LES PLUS VULGAIRES,

ET

leurs principaux antidotes ou contre-poisons.

Iode. — *Contre-poisons* : Eau amidonnée et sucrée; tisane d'orge; potion huileuse, etc.

Phosphore. — *Contre-poisons* : Huile d'olives, etc.

Eau forte. — Huile de vitriol. — Esprit de sel. — Sel d'oseille. — Eau de javelle. — *Contre-poisons* : Magnésie calcinée, etc.

Ammoniaque. — Potasse. — Soude. — *Contre-poisons* : Sirop de vinaigre, etc.

Arsenic. — *Contre-poisons* : Eau rouillée; sesquioxide de fer sec ou hydraté; etc.

Emétique. — *Contre-poisons* : Décoction d'écorce de Chêne (*Tan des tanneurs*); — de Kina, — de Saule des eaux, etc.

Sublimé corrosif. — *Contre-poisons* : Albumine ou blanc d'œuf, etc.

Vert de gris. — *Contre-poisons* : Blanc-d'œuf; eau ferrugineuse, etc.

Sucre de Saturne. — *Contre-poisons* : Sulfate de soude; sel de Sedlitz; eau rouillée; etc.

N. B. Agissez de même contre les poisons sui-
vants : 1° Eau, eau-de-vie, vin, bière, cidre, etc.,
conservés dans des vases de plomb. — 2° Bonbons
colorés en jaune avec du chromate de plomb (*jaune de
chrôme*).—3° Alimens cuits dans des vases de plomb.
— 4° Vins et eaux-de-vie clarifiés et adoucis avec
du sucre de Saturne, etc., etc.

PIERRE INFERNALE. — *Contre-poisons* : Bouillons gras
et eau salée (*sel de cuisine*).

ALOÈS. — COLOQUINTE. — CRÉOSOTE. — SAIN-BOIS
(*Garou*), etc.—*Contre-poisons* : Bouillon gras; huile
d'olives, de noisettes, d'amandes douces; tisane de
Guimauve et de Réglisse + capsule de pavot, etc.

CANTHARIDES — *Contre-poisons* : Eau camphrée, potion gommo-huileuse, etc.

LAUDANUM. — MORPHINE. — OPIUM. — JUSQUIAME. —
Contre-poisons : Café noir; Thé noir, etc.

ACIDE PRUSSIQUE. — CERISES. — *Contre-poisons* : Affusions d'eau froide sur la tête et le long du dos;
faites respirer de l'eau chlorée; faites boire de l'eau
ferrée; etc.

ACONIT OU CHAR DE VÉNUS. — BELLADONE OU BOUTON
NOIR. — CHAMPIGNONS. — CIGUE. — COQUE DU LEVANT;
DIGITALE OU DÉ DE NOTRE-DAME. — ELLÉBORE NOIR OU

Herbe aux loups. — Noix vomique et Strychnine. — Pomme épineuse ou Stramoine. — Rue. — Seigle ergoté. — Tabac et Nicotine, etc. — *Contre-poisons* : Vomipurgatif ; eau sucrée iodureto-potassique ; Magnésie ; eau de savon sucrée ; potion gommo-huileuse ; infusions de Thé ou de Café coup sur coup, etc.

Alcool et ivresse mortelle. — *Contre-poisons* : Thé ou Café ; Éther ou Ammoniaque (*Alkali*), 10 gouttes dans un verre d'eau sucrée à l'eau de fleurs d'oranger, etc.

Gaz du charbon et asphyxie. — *Contre-poisons* : Exposition et promenade au grand air ; sirop de vinaigre, de groseilles, etc.

Gaz des fosses d'aisances ou plomb. — *Contre-poisons* : Respirer les vapeurs du Chlorure d'oxide de sodium ; eau vinaigrée ; etc.

Émanations des cadavres et infection lente. — *Contre-poisons* : Respirer le gaz du Chlorure de chaux ; promenade ; Élixir de kina ; Café ou Thé ; bonne nourriture.

Serpent (*Vipère*). — Abeille, bourdon, guêpe, etc. — *Antidote* : Éther, 10 gram. — Alcali, 8 gram. — Laudanum, 2 gram. — Eau distillée de menthe ou de sauge, 30 gram. — Pour frictions sur la morsure ou piqûre venimeuse, etc., etc., etc.   22

AFFECTIONS, DÉSORGANISATIONS, DÉGÉNÉRESCENCES ET LÉSIONS DES ORGANES INTERNES ET EXTERNES.

AFFECTIONS ET DÉSORGANISATIONS.

Affections du cœur.— Anévrysme ou amincissement des parois et des valvules (*soupapes*) du cœur et de l'aorte; de là : Dilatation ou agrandissement.— *Signes* : Palpitations, battemens forts, bruits clairs ; et, parfois, soulèvement de la paroi thoracique au dessous du sein gauche; course impossible.

— 2ª HYPERTROPHIE ou épaississement des parois et des valvules; de là : Coarctation ou rétrécissement.— *Signes.* Etouffemens; battemens faibles, rarement très forts: bruits sourds. — Maladies fréquemment héréditaires.—*Causes.* 1° Nourriture insuffisante; excès de tout genre; inflammation interne du cœur; altération chronique du sang, des poumons, du foie, des reins, des veines principales, etc. ; certaines professions (*serrurier, etc.*); corset trop serré; frayeur; chagrin; etc. — 2° Forte constitution musculaire, etc.— *Traitement.* Tranquillité du corps et de 'esprit; tisane d'orge nitrée; sirop de digitale; angsues ou saignées; etc. — Soulagement?... Oui. — Mais, guérison radicale?... Non.

CYANOSE OU MAL BLEU. — Maladie curieuse! — *Cause nique*: Une des chambres du cœur à sang noir comiunique par une petite ouverture (*trou*) avec une es chambres du cœur à sang rouge; de là, par conéquent, mélange des deux sangs, irrégularité de la irculation, prédominance du sang veineux et teines locales bleuâtres (*oreilles, paupières, narines, lères, mains, pieds, face interne des membres*, etc.) — ne longue vie étant incompatible avec cet état de hoses, ce seul fait anatomo-pathologique ne prouvet-il pas péremptoirement que le corps humain n'est qu'une machine électro-hydraulique compliquée? (1)

Désorganisations du foie, des reins, des intestins, etc.

CALCULS BILIAIRES OU PIERRES DE FIEL. — On les ren-

---

(1) Le cœur n'est pas autre chose qu'un ressort héliçoïde, à concavités et soupapes constituant une pompe aspirante et projectante. Un cœur quelconque, avulsé et mis en communication directe avec une machine électrique... palpite un long temps! (*cœur du cheval, du bœuf, de la grenouille, du lièvre,* etc.)—Le courant et l'étincelle électriques communiquent même au cadavre des convulsions effrayantes!!?

contre, dans la vésicule du fiel, où, après avoir occasionné d'indescriptibles coliques hépatiques, ils
finissent par obstruer les conduits de la bile et par
déterminer une fin pitoyable.

Cirrhose ou transformation cireuse du foie. — *Causes*.
Excès; tristesse; maladie du cœur; etc. — M. incurable.

Jaunisse ou ictère. — *Cause principale*: cirrhose. —
Autres causes probables: Coup sur le foie; inflammation et abcès, tumeur ou kyste; calculs et fermeture
des canaux biliaires; arrêt, résorption et mélange de
la bile avec le sang. — Excès? colère?? froid??? —
Symptôme principal. Teinte jaune du blanc des yeux
et de toute la surface de la peau. — *Traitement*. Vomi-purgatif : Poudre d'Ipéca 2 gram. — Emétique
5 centigram. — Sirop de Gomme 50 gram. — Eau
90 gram. A prendre, en 2 fois, le matin à jeun. — Tisane d'orge nitrée. — La teinte jaune est guérissable; mais l'altération locale ou générale et chronique du foie...?

Kyste du foie ou poche d'eau au sein de cet organe
glandoïde. — Incurabilité.

Kyste ou poche d'eau séreuse dans l'ovaire (*chez la
femme: organe générateur de l'œuf humain. — Omne
vivum ex ovo, H. Tout être végétant ou vivant sort d'un*

œuf...?) — *Causes*. Coup sur le bas-ventre; accouchement difficile, laborieux... et tractions impruden-
tes; avortement artificiel, anti-naturel, forcé, etc. —
Symptômes. Tumeur énorme entre le nombril et le
pli de la cuisse, soit à droite, soit à gauche. — Incurabilité.

Kyste ou poche séreuse dans les reins. — *Causes*.
Coup; excès alcooliques; etc. — Incurabilité.

Pissement de blanc d'oeuf ou néphrite albumineuse. —
Essai de l'urine: Chauffez-la à 70°, ou bien ajoutez-y
de l'Eau forte (*Acide azotique*); et, si là maladie existe, vous la verrez aussitôt se coaguler et blanchir
comme du blanc d'œuf... Cette maladie est-elle curable?

Pissement de sucre ou diabète. — Cela n'est pas
croyable? — Allez dans les réceptacles dés misères
humaines; et, là, vous verrez..... — *Causes de cette
maladie*. Misère extrême; de là: mauvaise nourriture, etc. — Digestions incomplètes, et non-trans-
formation en sang et en chair des farines ou fécules
amylacées (*haricots, pois, lentilles, pain, etc.*) qui
donnent, pendant le travail digestif, du sucre d'amidon, lequel est éliminé par les urines. — *Symptômes*.
Dépérissement graduel et effrayant, urine abondan-

te, soif inextinguible, etc. — *Traitement.* Viande rôties ; mais ni pain, ni légumes ; vin généreux ; Élixir de kina ; pastilles de Mars ; promenade ; etc. — *Moyen simple d'accuser la présence du sucre dans l'urine d'un diabétique.* Faites évaporer une certaine quantité d'urine à une température de 50 à 60 degrés. Si la maladie existe, vous obtiendrez des cristaux colorés (*citrins*) d'un goût presque aussi suave que celui du Sucre de betterave.

Colique de miséréré, étranglement interne, boyau noué ou bouché. — *Causes les plus fréquentes.* Brides celluleuses ou fibreuses ; enroulement des anses de l'intestin et étranglement ; invagination ; corps étrangers introduits ou s'étant développés dans le tube intestinal :—Vers, noyaux de cerises ou de pruneaux, épingle, bézoards ou boules intestinales ; — dégénérescence lardacée, squirrheuse ou cancéreuse d'une portion de la paroi du tube intestinal (*suite de l'abus des purgatifs drastiques : Aloès, Coloquinte, etc. ; où des excès alcooliques, etc.*) ; — cicatrices (*plaies d'armes à feu ou blessures par instrument tranchant*) ;—matières fécales endurcies ou excrémens d'une consistance pierreuse, etc., etc. — *Symptômes principaux.* Douleur en un point circonscrit de l'abdomen (*ven-

tre); régurgitations et vomissemens; impossibilité d'aller à la selle (*sur les champs*); très souvent bosse ou tumeur circonscrite, et voisine du nombril; plaintes incessantes; douleurs atroces et point douloureux; épuisement, faiblesse, anéantissement (*defaillance, coma ou sommeil*). — *Traitement.* Purgatif à l'huile de Ricins; lavemens de Tabac et de Séné; bains; sangsues sur le ventre ou saignée au bras et cataplasmes émollients; et puis, quoi?... — Rarement guérison. (*A l'impossible nul n'est tenu.*)

DÉGÉNÉRESCENCES ET LÉSIONS EXTERNES.

Petite chirurgie.

PRINCIPAUX INSTRUMENS ET AGENS CHIRURGICAUX. — *Aiguille détrempée. — Fil ciré. — Lancette. — Petit bistouri aigu. — Ciseaux. — Nitrate ou Azotate d'argent* (pierre infernale (1)). — *Charpie. — Bande. — Diachylum ou Sparadrap, etc.*

CORS AUX PIEDS. Dégénérescence et multiplication

____

(1) Ce sel chimique n'a pas une action aussi *infernale* que cette dernière épithète peut le faire imaginer aux personnes craintives. L'acuité de la douleur qu'il détermine, est analogue à celle que le sel de cuisine fait naître pour un instant, lorsqu'il est répandu sur une coupure légère.

des cellules épidermiques; excroissance en forme de clou conique, à pointe en dedans et tête en dehors qui offre souvent un point noir au centre. — Bains d'eau douce (1 ½ heure), et — 1° *pour les cors situés sur les jointures des orteils* : d'abord excision légère; puis application de bandelettes de diachylum larges d'un centimètre, non sur la partie opérée, mais à côté et autour du doigt de pied, afin de préserver la partie lésée du contact de la chaussure; enfin vaquer à ses affaires et patienter quelques jours. — 2° *Pour les cors situés entre les orteils* : Les extirper adroitement à l'aide d'une pointe de canif, et faire comme il vient d'être dit plus haut.

VERRUES. — 1° A l'aide de légers ciseaux, coupez celles qui sont très saillantes; puis, cautérisez la racine avec un fragment de *Pierre infernale*. — 2° A l'aide d'un canif, d'un bistouri ou d'un rasoir, coupez, couche par couche, celles qui sont plates, et brûlez-les avec de l'eau forte, et, mieux encore, avec un crayon d'*Azotate d'argent*.

DENTS. — 1° On lime ou l'on scie les dents trop longues ou difformes; — 2° avec la *Pierre caustique*, on cautérise, sans grande douleur, les dents cariées et douloureuses; puis, on introduit dans le trou de la

carie un bourdonnet de charpie imbibé de teinture
d'opium ; enfin, après cessation de la douleur, on
tasse dans la dent cariée une certaine quantité de
plomb laminé. Enfin, si les calmans, la cautérisation et le plombage ne donnent point un succès sa-
tisfaisant, l'avulsion est alors une petite opération
de nécessité, petite opération qui réclame néanmoins
des connaissances anatomiques subtiles et une grande
dextérité !

Abcès ou collection de pus. — Au cou (*goître purulent*), sous la mâchoire inférieure (*écrouelles*), au
pli de la cuisse (*bubon*), au bout des doigts (*panaris*),
etc. — Cataplasmes de farine de lin ou de mie de
pain additionnés d'un peu de savon vert ; puis un
léger coup de lancette ; enfin, mèche (*tente*) de charpie, et lotions avec de la décoction d'Écorce de chêne.

Engelures et brulures. — Prenez : Huile anodyne,
30 gram. —+ Alcali volatil, 8 gram. —+ Chlorure de
chaux, 4 gram. —+ Eau de vie camphrée, 15 gram. —
Mêlez et agitez. — Pour frictions.

Ongle incarné. — Soulevez et coupez les bords.

Ongle contus ou écrasé (*noir*). — Ratissez l'ongle
avec un fragment de verre, et, afin de donner issue
au sang *meurtri*, pratiquez un petit trou à l'aide d'u-

ne pointe de canif. Puis, bain d'eau douce laudanisée (1[2 *heure*),

Rougeur ou talure. — Frictions avec du suif de chandelle, et repos.

Ampoule ou boucle. — Traversez la bulle avec une grosse aiguille, et n'enlevez pas la pellicule; exprimez doucement l'eau séreuse; frictionnez avec Onguent populéum, 15 gram. — Extrait de Saturné, 4 gram. — Êtes-vous courageux? — Alors prenez : Eau caustique à l'azotate d'argent, et lotionnez légèrement la petite blessure.

Plaie par instrument tranchant (*Coupure et hémorrhagie traumatique*). — Si la solution de continuité est légère : diachylum, taffetas d'Angleterre, collodion. — Si elle est considérable : passez une aiguille détrempée au travers des deux lèvres de la plaie, et au même niveau; entortillez-la avec un fil de lin ciré; puis arrosez la suture avec du Baume dit du commandeur de Permes ou avec du Laudanum de Rousseau.

Contusion ou coup (*bleu, noir*). — Appliquez quelques sangsues aux alentours, etc.

Ulcères scrofuleux, scorbutiques, variqueux, syphilitiques, etc. — Décoction d'Écorce de chêne; Eau d'Oseille pilée; Teinture de Cachou, 2 gram.─+─ Laudanum de Rousseau, 4 gram. ─+─ Huile anodyne, 50 gram. (*Voyez, page* 504 *et suivantes, le traitement respectif de chaque maladie constitutionnelle*).

Bouton et chancre superficiel de la lèvre inférieure. ─ 1° Brûlez avec l'Azotate d'argent. ─ 2° Frictionnez avec : Pommade rosat, 15 gram.─+─ Sublimé corrosif, 10 centigram. (2 *grains*).

Orgelet ou grain d'orge aux paupières. ─ Cataplasmes de blanc d'œuf; puis, après maturité, ponction à l'aide d'une épingle, etc.

Loupes, kystes ou poches d'eau, ganglions, etc. ─ Ponction ou incision, et injections avec de l'eau vineuse, iodurée ou caustique.

Varices ou grosses veines aux jambes. ─ Bas lacé (*guêtre en forte toile*).

Echarde dans le doigt, paille dans l'œil, etc. ─ Extraction soit à l'aide de petites pinces d'horloger, soit avec la pointe d'une aiguille ou d'une lancette. ─ Bains d'eau de mauves.

Clou ou furoncle, anthrax ou charbon. ─ Frictions avec du savon vert; puis, cataplasmes avec de la mie de pain; enfin, un léger coup de lancette, etc., etc.

Entorse, fausse luxation, demi-déboîtement, foulure,

ETC., D'UN PIED, D'UN POIGNET, D'UN DOIGT, ETC. — Bandé en étrier; repos de la partie lésée, et frictions ou arrosemens avec de l'*Eau blanche laudanisée*.... Oh! Oh! me dira-t-on, et les Leveurs d'entorse? — Ah! si de temps immémorial, le Proverbiana (*brève morale des nations et règle sûre des conduites individuelles*) dit que nul, même après dix ans de labeurs et de veilles, n'est prophète dans son pays, ne dit-il pas aussi, dès long-temps, que le siècle des miracles médicaux est passé? Je conjure donc les cerveaux populaires, qui renferment encore un peu de bon sens, de ne point s'entêter à ajouter une foi irrationnelle à maints escrocs illégaux, qui, munis d'exécrables sortiléges et de signes sacriléges, extorquent hypocritement l'argent de leurs dupes, en balbutiant gravement certains mots magnétiques, somnambuliques et mystifiques!!!

Grande chirurgie ou chirurgie transcendante.

I. Les LUXATIONS OU DÉBOÎTEMENS DES OS (*os de l'épaule ou humérus; cercle du cou ou clavicule; os de la cuisse ou fémur; os du pied, du poignet, du pouce, etc.*) réclament des connaissances anatomiques profondes, qui sont hors de la portée du vulgaire, et, toujours des manœuvres ou tractions qui tiennent un peu de la barbarie... Aussi, soit-dit en passant, voit-on parfois, au milieu de nos campagnards imprévoyants, maints infimes rebouteurs herculéens primer, une fois entre mille, sur le représentant chétif de la science; et, malgré neuf cent quatre-vingt-dix-neuf revers, acquérir ainsi une illimitable renommée...

II. Je pourrais en dire autant, et, avec un peu de liberté et de justice, peut-être beaucoup plus encore au sujet des FRACTURES OU CASSURES DES MEMBRES, pour lesquelles tant de malheureux impotens, victimes des petits bouts de bois (*éclisses de l'ancien système*.), portent dès long-temps un bâton de vieillesse ou porteront une éternelle béquille; et qui, chaque jour que la Vengeance suprême fait luire sur leurs têtes, honnissent amèrement leurs ineptes rhabilleurs...

III. La HERNIE SIMPLE OU RÉDUCTIBLE commande l'application de l'ancien bandage français, appareil contentif qui est encore le plus simple et le plus solide de tous ceux que l'innovation charlatanique a fait surgir jusqu'à ce jour.

IV. La HERNIE ÉTRANGLÉE OU IRRÉDUCTIBLE par le *taxis* (*manipulation*), nécessite impérieusement une opéra-

tion chirurgicale minutieuse. Celle-ci réclame de la
part de l'opérateur : — 1° Une connaissance profonde
de la machine humaine ; connaissance, hélas ! que la
vie mondaine et l'audacieuse routine rendent bien
rare de nos jours ; — 2° une adresse manuelle que
donne la Nature, et non le vain titre de Docteur ;—
3° enfin, des soins consécutifs que doit dicter un tact
médical exquis.

BIOS BRACHUS, È DÉ TECHNÉ MAKRÉ, O DÉ KAÏROS OXUS, È DÉ PEÏRA
vita brevis,   ars longa,   occasio præceps, experientia
La vie est courte ; l'art est long ; l'occasion fugitive ; l'expérience

PHALÉRÉ,   È DÉ KRISIS   CHALÉPÉ.   — HIPPOKRATÉS.
fallax,   judicium   difficile.   — Hippocratès.
ompeuse ; le jugement   difficile.   — Hippocrate.

TABLEAU PRATIQUE DE LA MÉDECINE GÉNÉRALISÉE.

HYGIÈNE ou régime.	MÉDECINE, PHARMACIE, CHIRURGIE. Remèdes et opérations.	CLASSIFICATION SCIENTIFIQUE. Théorie, technie.
PRIVATION DE NOURRITURE PENDANT QUELQUES JOURS OU ALIMENS LÉGERS	Émollient, tempérant, bain; vomi-purgatif, écoulement ou soustraction de sang: *lancette, sangsue, etc.* — Contre-poison.	1° INFLAMMATIONS. MALADIES DE LA PEAU. FIÈVRES. LÉSIONS ORGANIQUES INTERNES ET EXTERNES. EMPOISONNEMENS.
NOURRITURE SUCCULENTE, TONIQUE, CORROBORANTE.	Arrêt de l'écoulement anormal d'un liquide quelconque: *astringent, suture, ligature, tamponnement, etc.*	2° PERTES DE SANG. ET PERTES BLANCHES.
	Expulsion du liquide: *eau, sang, pus.* — *Vomi-purgatif, ponction.*	HYDROPISIES et ABCÈS.
	Emploi d'un calmant: *opium, eau;* — ou d'un excitant: *électricité, etc.*	MAUX DE NERFS.
	Administration d'un héroïque: — *Kina, Iodure de potassium et sirop dépuratif.*	PESTES. ET CONSTITUTIONNELLES.
	Usage d'un spécifique dit insecticide, vermicide, etc.. — *Pommade iodurée, Semen-contrà.*	VERMINES.

CLASSIFICATION GÉNÉRALE

DE LA
MÉDECINE GÉNÉRALISÉE.

———◦———

PHLEGMASIES ou INFLAMMATIONS.

Voyez le 2ᵉ tableau synoptique page 56ᵉ.

Supplément.

Termes scientifiques.	Noms populaires.
Laryngite,	Inflammation interne de la pomme d'Adam.
Cérébrite,	— du cerveau.
Méningite,	— des méninges.
Spinite,	— de la moelle.
Cardite,	— du cœur.
Hépatite,	— du foie.
Rénite,	— des reins.

FIÈVRES ou ÉCHAUFFEMENS DU SANG.

Fièvres légères ou simples.

Fièvre éphémère,	Fièvre d'un jour.
— de courbature,	Brisement musculaire.

Fièvres continues ou graves.

Fièvre typhoïde,	F. muqueuse, bilieuse, putride.
— miliaire,	Suette des Picards.

Fièvres éruptives ou volcaniques.

Fièvre scarlatine,	Mal rouge.

— de la rougeole,	Purpureux.
— varioleuse,	Fièvre boutonneuse.
— du vaccin,	Vaccine.

Fièvres intermittentes ou tremblantes.

Fièvre quotidienne,	F. tremblante de tous les jours.
— tierce,	— de tous les 5 jours.
— quarte,	— de tous les 4 jours.

MALADIES ÉPIDÉMIQUES ou PESTES.

Grippe,	Refroidissement.
Cholérine et Choléra	Vomissemens et diarrhée.

HÉMORRHAGIES ou PERTES DE SANG.

Méningorrhagie,	Épanchement de sang dans les enveloppes du cerveau.
Cérébrorrhagie,	Sang dans le cerveau (*apoplexie*)
Rhinorrhagie,	Saignement de nez.
Hémoptysie,	Crachement de sang.
Ematémèse,	Vomissement de sang.
Intestinorrhagie,	Flux de sang.
Cystorrhagie,	Pissement de sang.
Utérorrhagie,	Perte de sang par la matrice.

FLUX ou PERTES BLANCHES.

Otorrhée,	Ecoulement des oreilles.
Ophthalmorrhée,	Suppuration des yeux.
Ephidrose,	Sueur abondante.
Rhinorrhée,	Flux nasal.
Sialorrhée,	Flux de salive.
Galactorrhée,	Perte de lait.
Bronchorrhée,	Catarrhe pituiteux.

23

Pituite,	Vomissement glaireux.
Diarrhée,	Flux de ventre.
Perte d'urine.	Incontinence d'urine.
Spermatorrhée,	Perte de semence.
Leucorrhée,	Fleurs ou Flueurs blanches.

HYDROPISIES ou RÉSERVOIRS D'EAU.

Enflures ou hydropisies de la peau.

Œdème d. paupières	Enfleure des paupières.
— des bourses,	Epaississement de la peau.
— des mains, des jambes, des pieds, etc.	Engorgement ou gonflement de la peau des mains, des jambes, des pieds, etc.

Hydropisies séreuses ou boules d'eau.

Hydrocéphale,	Épanchement d'eau dans les enveloppes du cerveau.
Spina-bifida,	— de la moelle.
Hydropéricarde,	— du cœur.
Hydrothorax,	— des poumons.
Hydrocèle,	— du testicule.

H. des synoviales ou des articulations.

Hydarthrose,	Hydropisie des jointures.

NÉVROSES ou MALADIES DES NERFS.

Névralgies ou Douleurs.

Dermalgie,	Douleur de la peau.
Hémicrànie,	Migraine.
Prosopalgie,	Tic douloureux de la face.
Torticolis,	Douleur du cou.

Névralgie deltoïde,	Rhumatisme de l'épaule.
Pectoralgie,	Douleur des muscles de la poitrine.
Lumbago,	Douleur de côté.
Sciatique,	Rhumatisme de la cuisse.

Névroses internes, crampes, coliques.

Gastralgie,	Crampes d'estomac.
Entéralgie,	Coliques d'intestins.
Asthme,	Difficulté de respirer.
Hystérie,	Mère, pâmoison.
Satyriasis,	Fureurs amoureuses.
Nymphomanie,	

Convulsions ou attaques de nerfs.

Chorée,	Danse de St.-Guy.
Eclampsie,	Haut mal de femme en couches.
Epilepsie,	Mal caduc.
Hydrophobie,	Rage.
Tétanos,	Raideur.

Paralysies du toucher.—Insensibilités.

| Paralysie de la face, | Insensibilité d'une joue, etc. |

Paralysies ou pertes du mouvement.

Paralysies ou insensibilités de certains muscles des yeux, du visage, du cou, de l'épaule, du bras, de l'avant-bras, des doigts, de la hanche, de la cuisse, de la jambe et du pied.

Folies ou troubles du cerveau.

Délire, folie, démence, idiotie, imbécillité, etc.,

etc. — Perversion de la vue, du goût, de l'odorat, de
l'ouïe, du toucher. — Trouble de la mémoire, etc.

DIATHÈSES ou MAUVAIS SANGS,

(*MALADIES HÉRÉDITAIRES.*)

Chlorose,	Pâles couleurs.
Scorbut,	Mal des gencives.
Ecrouelles,	Humeurs froides.
Rachitisme,	Noueure.
Phthisie,	Poitrinisme.
Carreau,	Gros ventre.
Cancer,	Diathèse cancéreuse,
Podagre,	Goutte.
Fausse - vérole,	Echauffement.
Syphilis,	Vérole vraie.

MALADIES PHYTO-VERMINEUSES,

Végétaux ou plantes parasites.

Teigne tonsurante,	Rache.
Herpès tondant.	Feux.

Insectes et animaux parasites.

1° *Parasites externes.*

Pediculus capitis,	Pou de la tête.
— corporis,	— du corps.
— pubis,	— du mont de Vénus.
Acarus scabiei,	Acare de la gâle.

2° *Parasites internes.*

Lombricoïde,	Ver commun.
Vermiculaire,	Petit ver.

Tricocéphale,	Ver cheveu.
Cysticerque,	Ver vésiculaire.
Echinocoque,	Ver en boule.
Tænia,	Ver solitaire *(fausseté !)*

DERMATOSES ou MALADIES DE LA PEAU.

Exanthèmes ou efflorescences simples.

Erythème,	Rougeur.
Rubéole,	Roséole.
Urticaire,	Piqûre d'ortie.
Erysipèle,	Gonflement de la face, etc.

Vésicules ou boutons d'eau.

| Eczéma, | Dartre des oreilles, des mains. |
| Herpès, | Boutons d'eau (*lèvre, etc*). |

Bulles ou ampoules.

| Pemphigus, | Boucles d'eau aux poignets. |
| Rupia, | Boucles d'eau plates. |

Pustules ou boutons de pus.

| Acné, | Couperose du nez, des joues. |

Papules ou lamelles.

| Prurigo, | Gratelle. |
| Lichen, | Dartre blanche ou farineuse. |

Squames ou écailles.

Pytiriasis,	Pelage.
Psoriasis,	Gâle écailleuse.
Lèpre,	Mal des anciens Juifs.
Ichthyose,	Ecaille de poissons.

Tubercules ou tumeurs.

Lupus,	Dartre rongeante.
Eléphantiasis,	Jambe d'éléphant.

INTOXICATIONS ou EMPOISONNEMENS

Voyez, de la page 555 à la page 558, la liste des poisons et contre-poisons les plus vulgaires.

AFFECTIONS ET LÉSIONS DES ORGANES INTERNES ET EXTERNES.

Affections du cœur.

Anévrysme du cœur et de l'aorte,	Amincissement et agrandissement du cœur et de l'aorte.
Hypertrophie du cœur et de l'aorte,	Épaississement et rétrécissement du cœur et de l'aorte.
Cyanose,	Mal bleu.

Affections du foie, des reins, etc.

Calculs biliaires,	Pierres biliaires.
Cirrhose,	Transformation cireuse du foie.
Ictère,	Jaunisse.
Kyste du foie,	Poche d'eau, etc.
— de l'ovaire,	id.
— des reins,	id.
Albuminurie,	Pissement de blanc d'œuf.
Diabète,	Pissement de sucre.
Iléus ou miséréré,	Intestin noué ou bouché.

PETITE CHIRURGIE.

Cors aux pieds. — Ognons. — Durillons (*v. page* 545.) — Verrues. Dents (*v. page* 544.) — Abcès ou collection de pus. — Engelures et brûlures. — Ongle incarné ou enfoncé dans la chair, ongle contus ou écrasé (*V. page* 545.)

Rougeur et talure. — Ampoule ou boucle. — Plaie par un instrument tranchant. — Contusion ou coup. Ulcères scrofuleux, scorbutiques, variqueux, syphilitiques, etc. (*v. p.* 546.)

Bouton et chancre superficiel de la lèvre inférieure. — Orgelet ou grain d'orge aux paupières. — Loupes, kystes ou poches d'eau, ganglions, etc. — Varices ou grosses veines aux jambes. — Echarde dans le doigt, paille dans l'œil. — Clou ou furoncle, anthrax ou charbon. — Entorse, fausse luxation, demi-déboîtement, foulure. (*V. page* 547).

GRANDE CHIRURGIE.

Luxations ou déboîtemens des os. — Fractures des os ou cassures des membres. — Hernie simple et H. étranglée ou irréductible. (*V. page* 549.)

PHARMACOPÉE GÉNÉRALE

DE LA

MÉDECINE GÉNÉRALISÉE.

CATALOGUE OU LISTE

des médicamens ou remèdes simples,

LES PLUS UTILES, LES MOINS NUISIBLES, LES PLUS COMMUNS,

LES MOINS COUTEUX ET LES PLUS POPULAIRES.

TEMPÉRANS ET ÉMOLLIENS.

Voyez, de la page 153 à la page 259, la description détaillée de chacun de ces agens thérapeutiques.

ÉMÉTIQUES OU VOMITIFS.

Ces médicamens sont les provocateurs spéciaux du vomissement. Ils surexcitent les nerfs et irritent l'estomac qui se contracte, se révolte et rejette au dehors le *vomitif*, les solides et les liquides qu'il renferme, ou la bile qui y afflue aussitôt après leur injestion.

Ipéca (*cuanha!*). Voyez, page 106, ligne 18e; — p. 111, ligne 16e; — p. 115, ligne 9e; — p. 120, ligne 12e; — p. 152, lignes 8e et 11e.

Cabaret (*Azarum ou Asarum, Oreille d'homme, Oreillette, Rondelle, Nard sauvage*). Il pullule à la Fauconnière, près Pontarlier. —Racine : mêmes vertus (*émétique et anti-dysentérique*), mêmes doses et mêmes préparations que celles de l'Ipéca. Pourquoi donc employer toujours la dispendieuse Racine du Brésil et du Pérou! — La poudre des feuilles est sternutatoire, c'est-à-dire qu'elle fait éternuer aussi bien que celle de notre Tabac sauvage ou indigène (*Tabacum rusticum*).

Emétique (*Tartre stibié, T. stygié de Gui-Patin, Tartrate de potasse et de protoxide d'antimoine*). Sel chimique énergique. A haute dose, c'est un des poisons les plus violents (*Galle caveto! Français, prends-y garde!!*) Voyez, page 151, ligne 23e, la préparation officinale qui me semble la moins redoutable.

Nota. Les racines de la **Violette sauvage**, de l'**Euphorbe cyprès** (*petit Tithymale*), ainsi que le **Kermès minéral** et le **Sulfate de Zinc** (V. page 76, ligne 12e) sont des émétiques aussi sûrs que les précédents. Pourquoi sont-ils donc inusités aux mêmes doses?

LAXATIFS OU PURGATIFS DOUX.

Oseille des prés ou des jardins. V. page 162.

Mercuriale annuelle et vivace (*Foiroles*). La 1ere abonde autour des habitations; la 2e dans les bois. — Mellite de mercuriale (*suc de cette plante et miel*), 52 gram. Pr 1 lavement.

Pêcher (*Fleurs de*). Pr une infusion: 16 gram.— Sirop, 52 gram.

Roses pâles (*Pétales de*). Pr une infusion : 16 gram. — Conserve, 52 à 64 gram.

Casse (*Pulpe de*). 34 gram. — **Tamarin**, id. V. page 136, ligne 13e. — **Pruneaux**. V. page 150, ligne 14e. — **Sureau et Hyèble**. V. page 254, ligne 17e.

Amandes douces (*Huile d'*) V. page 175, ligne 20e; et page 244, ligne 10e.

Ricins (*Huile de*). 50 à 60 gram. A prendre pure, ou dans un lait de poule additionné d'Eau distillée de Menthe, 15 gram. et de Sirop de limons, 32 gram.

Manne 52 à 64 gram. — **Miel**. Idem. — **Mélasse**. Idem.

Usages principaux. Contre la constipation; dans les fièvres, l'embarras gastrique, etc.

CATHARTIQUES OU PURGATIFS MOYENS.

Séné (*Feuilles et Follicules de*). V. page 130, ligne 13e.

Rhubarbe de Chine, de Russie, de France, etc. Dose tonique : 25 à 50 centigram. (*5 à 10 grains*). Contre les faiblesses et crampes d'estomac, l'inappétence, etc. Dose purgative : 15 gram. dans du bouillon. — Sirop composé (*de Chicorée, de Rhubarbe, etc.*) 15 à 60 gram.

Gratiole (*Herbe au pauvre homme*). Pr infusion 15 gram. — Plante trop méprisée !

Soufre (*Fleurs de*). Pastilles soufrées, 15 à 60 gram. — Pommade soufrée. Contre la gâle.

Calomel (1º *Chlorure de mercure ou d'hydrargyre*). Une ou deux pastilles (*purgatives et vermifuges*).

Magnésie ordinaire, et M. calcinée, 2 à 4 gram. dans un verre d'eau sucrée ou miellée. — Pastilles magnésiennes Contre les aigreurs de l'estomac.

Sulfate de soude (*Sel de Glauber*). 15 à 45 gram. — Anti-laiteux.

Sulfate de magnésie (*Sel d'Epsom en Angle-terre, sel de Sedlitz en Bohême*). 15 à 45 gram.—Vieux purgatif naturel qui a survécu à tous les purgatifs charlataniques !!!

Citrate de magnésie (*Sel moderne sorti de la cornue de M. Roger !*) — Qu'est-il donc devenu ? — V. page 144, ligne 15ᵉ. — Faible purgatif, si on ne l'enrichit pas d'un peu d'émétique???

Tartrate acide de potasse (*Crème de Tar-tre*). V. page 157, lignes 9ᵉ et 18ᵉ.

ÉMÉTO-CATHARTIQUES OU VOMI-PURGATIFS.

Emétique et sulfate de soude. V. page 152, ligne 4ᵉ. — **Ipéca,** etc.

Nota. Les purgatifs de ces deux classes sont les plus usités.

ÉVACUANS DRASTIQUES, PURGATIFS IRRITANTS

Nerprun. V. page 221, ligne 24ᵉ. Baies : n° 20. — Sirop 60 gram.

Jalap (*Poudre de racine de*). Dose 2 à 4 gram. dans du bouillon gras.

	Poudre de Jalap	. . 64 gram.	(2 *onces*),	
Eau-de-vie	— de Turbith	. 8 —	(2 *gros*),	
allemande.	— de Scammonée 16	—	(1[2 *once*),	
	Alcool	1000 —	1 litre.	

Jetez les trois substances purgatives dans l'alcool, et agitez de temps en temps pendant 15 jours; puis filtrez; enfin édulcorez avec sirop de gomme, 250 gram. — *Dose.* Un petit verre le matin à jeun.

Les racines indigènes de **Bryone** (*France*), du **Grand liseron des haies** (*haies au pied du*

Fort-de-Joux) et du **Petit liseron des champs**
(*Beau-Mont, Côte-Jeunet, etc., près Pontarlier*) peuvent remplacer les tubercules pyriformes du Jalap
américain (*Xalappa, ville du Mexique*).

Ellébore (*Racine d'*). Poudre : 5 à 50 centigr.
dans du miel. Poudre et Saindoux : Contre la Gàle?

Aloès (*suc d'Asie, d'Afrique, d'Amérique*). 3 espèces : A. sucotrin (*chicotin*), hépatique, caballin.
Le 1er est le meilleur.

PILULES STOMACHIQUES.	PILULES PURGATIVES.
Aloès . . . 4 gram.	Aloès 50 centigram.
Cannelle . . . 2 gram.	Alcool. Quantite suffisante.
Extrait de Kina . 25 centigr.	Pour 2 pilules.
Absinthe (*alcoolat d'*) Q. S.	
N° 20. Une avant chaque repas.	A prendre le matin à jeun.

Pr lavement : — Aloès, 1 à 2 gram. -+ un jaune
d'œuf -+ eau chaude Q. S. — Délayez. — (*Dans le
cas d'apoplexie*).

N. B. L'Aloès a déjà fait la célébrité et la fortune
de bien des exploiteurs du peuple ! Ainsi, il est la
base des pilules purgatives d'Anderson, de Bontius,
des grains de santé du docteur Franck, pilules ar-
gentées que le pauvre crédule avale au poids de l'or!
Il entre dans l'Elixir de longue vie, dans la liqueur
dite de R......, liqueur qui n'est pas autre chose
que l'antique élixir de Garus rajeuni. (*Redde Cæsari
quod ad Cæsarem pertinet. Rendez à César ce qui appartient à César.*)

ELIXIR STOMACHIQUE.

(DE GARUS).

Aloès (*suc d'*)
Safran (*stigmates de*) } de chaque 1 gram. (1|4 de gros).

Poudre de

Cannelle (*écorce de*)
Gérofle (*clou de*)
Myrrhe (*gomme résine de*) } de chaque 2 gr. (1\|2 *gros*),
Muscade (*noix et de macis de*)
Alcool bon goût, à 56° centésim. (21° *Cartier*), 500 gram.

Faites infuser durant 8 jours et agitez de temps en temps ; puis ajoutez au liquide filtré : Sirop simple à l'eau de fleurs d'oranger, 250 grammes. P^r une grande quantité, 20 litres par exemple, il vaut mieux distiller le tout, excepté le sirop, au bain marie.

Scammonée (*G. résine*). Poudre : 5 à 50 centigram. dans du miel. Elle est la base du trop fameux remède de Leroy, drastique qui a fait tant de victimes et tant de dupes... et qui fut long-temps, pour son exploiteur, une mine plus féconde que celle de la Californie...

Gomme gutte (*G. résine*) 5 à 25 centigram. En grains ou en pilules.

Croton-tiglium (*Huile d'Amérique*). 1 ou 2 gouttes dans de la mie de pain, dans du miel ou dans une cuillerée de sirop de gomme.

Epurge (*Huile de France*). 5 à 10 gouttes dans du bouillon gras.

Coloquinte (*Citron amer*). Poudre : 25 à 50 centigram. dans du pain azyme (*pain à chanter, hostie*). *Extrait* : Une pilule argentée de 25 centigram.

Eau-de-vie de Coloquinte. Pour en boire, il faut avoir perdu la C............?

N. B. L'usage fréquent, ou l'abus des agens thérapeutiques précédents, engendre l'inflammation, le squirrhe, le cancer de l'estomac ou de l'intestin, et les hémorrhoïdes......

ANTIDOTES OU CONTRE-POISONS.

Voyez, de la page 555 à la page 558, la citation des principaux.

STYPTIQUES, ASTRINGENS OU RESSERRANS.

Bistorte V. page 119, ligne 23e.— **Fraisier, Benoîte, Tormentille.** — (*Racines de*). Elles sont communes dans les environs de Pontarlier. **Ratamia** du Pérou. V. page 119, ligne 17e. — **Chêne** (*Ecorce de*) et **Tan.** Ainsi que les R. précédentes, on les emploie avec succès, en poudre, pilules, tisane, injections, contre les flueurs blanches, les pertes de sang, la diarrhée, la dysenterie, la gonorrhée ou écoulement, etc. Le gland (*fruit du Chêne*) torréfié s'unit au café et au gruau. Pour obtenir le Racahout des Arabes et le Palamoud des Persans, on le mêle à de la vanille, à du sucre, à de la farine de riz, à de la fécule de pomme-de-terre, à du salep et à du cacao. Il est alors tonique, très digestible et très nourrissant.

Noyer (*contre les pertes blanches*). **Ronce ou Framboisier** (*contre les maux de gorge*). **Aigremoine et Busserole ou raisin d'ours** (*contre les urines rougeâtres et les écoulemens*) (*Feuilles de*). En infusion: 15 gram. — Réglisse, 8 gram. Pr 1 litre d'eau bouillante.

Coings. — **Framboises.** — **Mûres.** — Sirop : 125 gram.

Cachou (*Extrait de bois de*). Pastilles de cachou à la Vanille.

Kino (*Gomme*). Pilules Q. S. — **Sang-Dra-**

gon (*Suc rouge de*). Sur les coupures et contre les pertes blanches, etc.

Plomb. — *La Litharge, Massicot ou Protoxide de plomb*, fait partie de l'Onguent de la mère (*ou sœur Thècle*). — Huile d'olives, saindoux, beurre, suif — Pr les panaris, les clous, etc. — *Sucre de Saturne.* V. page 76, ligne 13e. — *Extrait de Saturne* 2 gram. -+- Eau de Roses 60 gram. -+- Laudanum de Rousseau 1 gram. Pr injections contre les écoulemens et pertes blanches. — *Cérat de Goulard* : Contre les dartres. V. page 177, ligne 4e. — *Eau de Goulard.* Extrait de Saturne 4 gram. -+- Eau 125 gram. -+- Alcool ou eau-de-vie 15 gram.

Alun. — V. page 76, ligne 5e. — V. page 95, ligne 12e. — Eau d'alun sur les vieux ulcères bourgeonnants, et poudre sur les chancres, etc. — Alun, 20 centigram. -+- Eau douce, 125 gram. Pr injections contre les écoulemens et pertes blanches.

Acides. — **Acide citrique.** V. page 159. — **Sirops de vinaigre, de limons, de groseilles, de framboises.** Q. V. Contre le hoquet, le vomissement de sang, le flux de sang ; dans les fièvres malignes ou putrides (*typhiques*).

Acide sulfurique alcoolisé (1|5) (*Eau de Rabel*). V. page 85, ligne 22e. Ce liquide vient de me rendre un immense service dans un saignement de nez incoercible, chez une personne cachectique âgée de 70 ans (*hémorrhagie de famille*).

Oxide de Zinc. V. page 114, ligne 14. (*pilules de Méglin*). Contre les crampes d'estomac.

Sulfate de Zinc. V. page 76, ligne 13e. Pr collyre (*yeux*) et injections.

DIAPHORÉTIQUES OU SUDORIFIQUES.

Bardane et Réglisse (*Racines de*) + **Dou-ee-amère** (*Tiges de*) + **Canne de Provence** (*Rhizôme de*), de chaque 8 gram. — **Thé** (*Feuilles de*), 2 gram. — **Bourache** (*Feuilles de*), 15 gram. — **Sureau** (*Fleurs de*), 8 gram. — **Buis, Sassafras et Gaïac** (*Bois de*) + **Réglisse**, aa 8 gram. **Salsepareille et Squine** + **Réglisse** (*Racine de*), 10 gram. Les doses précédentes sont indiquées pour 1 litre d'eau, etc. — Contre les refroidissemens en général, les hydropisies, etc.

DIURÉTIQUES ou MÉDICAMENS QUI FONT URINER

1° S'il y a inflammation, c'est-à-dire chaleur, ardeur, douleur et suppression des urines, alors : Sangsues sur la région des reins, sur le bas-ventre, aux cuisses, etc., et bains émolliens. — 2° S'il y a faiblesse des organes sécréteurs de l'urine (*reins*), Prenez : **Arrête-bœuf** + **Asperges** + **Chardon-Roland** + **Fraisier** + **Persil** + **Réglisse** (*Racines de*). Q. S. — **Raisins d'ours et Pariétaire** (*Feuilles de*). Q. V. — **Nitre ou Bicarbonate de Soude**, de 1 à 4 grammes.

N. B. On dirige surtout ces agens contre les hydropisies.

ANTISPASMODIQUES, STUPÉFIANS ET CALMANS.

1° **Opium**. *Dose* : 1 grain. — **Belladone, Dou-ee-amère, Jusquiame et Morelle** (*Feuilles de*). Q. S. P^r 1 cataplasmes. **Valériane** + **Réglisse** (*Racine de*), 4 gram — **Camphre** : Cigarette Raspail. Eau-de-vie ou huile camphrée. — **Ether**, 10 gouttes dans un verre d'eau sucrée. — **Tilleul et Oranger** (*fleurs d'*), 8 gram. **Protoxide de Zinc** (*pilules au*), V. page 111, ligne 14e. — Tous ces médicamens sont journellement prescrits contre les douleurs, crampes, attaques de nerfs, etc., par les médecins les plus célèbres.

EXCITATEURS OU EXCITANS.

Ergot de seigle 1 gram. dans du miel.—Contre l'inertie ou faiblesse de la matrice, soit pendant l'accouchement, soit pendant la délivrance, soit pendant une perte de sang, etc. — **Electricité**. Contre les paralysies. — **Massage et frictions de la peau**. Contre les engourdissemens des membres.

CAUSTIQUES OU BRULANS.

Huile de vitriol. — Eau forte. — Pierre infernale. — Potasse à cautère. — Beurre d'Antimoine, etc. Ils sont usités comme érodans et dérivatifs.

VÉSICANS OU IRRITANS.

Moutarde (*sinapismes*). — **Cantharides** (*mouches de Milan, emplâtre et pommade vésicatoire*). — **Garou** (*sain-bois*): pommade de garou pour panser les cautères. — **Poix**. — **Térébenthine**. — Ils servent à déplacer une irritation ou inflammation interne ou éloignée, c'est-à-dire à l'attirer au dehors et à la fixer en un point circonscrit.

STIMULANS OU ÉCHAUFFANS.

Calorique (*chaleur du feu*). — **Café torré-**

fié (*C. noir*). — **Hysope, Lierre terrestre, Mélisse, Menthe** (*feuilles de*), quantité suffisante. — **Genièvre et Bourgeons de sapin** (*liqueur de*). — Contre les refroidissemens en général, la perte d'appétit, les défaillances ou faiblesses, etc.

SÉDATIFS OU CONTRO-STIMULANS.

Froid (*eau froide, glace*) contre la migraine, la fièvre cérébrale, le délire, les pertes de sang, etc. — **Digitale** (*sirop de*); une cuillerée à soupe matin, midi et soir. Contre les battemens ou palpitations du cœur. — **Sous-nitrate de Bismuth** (*Pilules au*). Une ou deux au moment des crampes d'estomac, etc.

ALTÉRANS OU SPÉCIFIQUES.

(*Contre la scrofule, la vérole, la goutte, etc.*)

Mercure (*deuto-chlorure de*), 1[2 grain (0,5) p[r] 1 litre d'eau alcoolisée + Sirop de gomme 250 gram. Une cuillerée matin, midi et soir. — Contre la syphilis ou vérole invétérée. — Pommade mercurielle simple — **Iodure de potassium**, 10 gram. dans 1 litre de sirop de gomme. Une cuillerée matin, midi et soir, dans 1[2 verre d'eau. Contre les dartres, les maladies de la peau, la vérole, etc. — Pommade à l'iodure de potassium, de mercure, de soufre. Contre les dartres, les chancres, les glandes engorgées, etc.

TONIQUES, AMERS ET STOMACHIQUES.

(*Contre les fièvres, le scorbut, le mauvais sang, etc.*)

Bleuet, Chardon-bénit, Fumeterre,

Germandrée , Petite-centaurée , Trèfle-d'eau (*Tiges, feuilles et fleurs de*) + Réglisse, quantité suffisante. — **Houblon :** Bière ordinaire. — **Bardane, Chicorée, Colombo, Patience, Pissenlit** + Réglisse, de chaque 4 gram. — **Kina et Saule** (*écorces de*) + Réglisse, de chaque 4 gram. — Liqueur de Kina et de Saule, Q. V.

ANTELMINTHIQUES, VERMIFUGES, VERMICIDES

OU POISONS POUR LES VERS.

1° Tous les purgatifs sont vermifuges, entre autres : l'huile de Ricins et l'Aloès. — 2° Toutes les plantes amères sont vermicides. Exemple : la Gentiane. — 3° Toutes les plantes aromatiques sont antelminthiques. L'Absinthe, la Camomille, l'Anis, la Coriandre, etc. — 4° Tous les médicamens suivans, dits *spécifiques*, sont mortels pour les plantes cryptogames, végétations ou champignons qui surgissent sur le corps humain, et pour les animaux parasites qui pullulent soit à sa surface, soit dans l'intérieur de ses organes.

Ail (*bulbes de l'*). Panade grasse à l'ail.

Semen-contrà vermès (*Semence contre les vers, Sémentine*). *Doses.* En grains , 1 à 4 gram. En poudre, 1 à 2 gram. A prendre dans du miel ou du café noir. — Biscuit vermifuge dans du café au lait.

Absinthes marine, petite et grande. — **Aurone mâle** (*A. citronnelle*). — **Santoline** (*Aurone femelle*). — **Tanaisié** (*Barbotine*). — **Mousse de mer ou de Corse.** *Dose* : 15 gram. + Réglisse 8 gram. Pʳ 1ǀ2 litre d'eau. Faites bouillir pendant 10 minutes.

Calomel (*Pastilles de*). P. hydrargyriques ou au mercure doux. Une le soir et une le lendemain matin, à jeun.

Grenadier (*Ecorce de racine de*). 64 gram. ╾ Réglisse, 15 gram. ╾ Eau, 1 litre. Faites bouillir pendant 1ǀ4 d'heure.

Fougère mâle (*Souches souterraines de*). En décoction ou infusion, 15 à 50 gram. ╾ Réglisse, 8 gram. Pʳ 1 litre d'eau. — Pilules contre le ver solitaire. Prenez : Teinture éthérée de bourgeons de Fougère et suc d'Aloès, de chaque 1 gram. ╾ Poudre d'écorce de racine de Grenadier et extrait de Gentiane, quantité suffisante. Faites 12 pilules. En prendre, 6 le soir et 6 le lendemain matin, à jeun.

— Les feuilles de la Fougère mâle, qui abondent dans les bois des environs de Pontarlier, peuvent remplacer la paille et la balle d'avoine pour la confection des couchettes des petits-enfans. Leur agréable parfum n'est-il pas tonique, anti-fiévreux et antelminthique?

CLEF

DE LA

MÉDECINE GÉNÉRALISÉE.

Manière de se servir de cet ouvrage. — Secret pour arriver fa-

cilement à *la dénomination et au traitement d'une maladie quelconque.*

Si — il y a — arrêt, stase, dépôt du sang, rougeur, gonflement, douleur, chaleur, fièvre chaude ou inflammatoire, voyez de la page 49 à la page 155, et de la page 259 à la page 265.

Si — il y a — face injectée, teint jaunâtre, chaleur, sueur, douleur de tête, étourdissement, chancellement ou tremblement, rêvasseries nocturnes, éruption boutonneuse ou coloration de la peau, c'est-à-dire fièvre proprement dite ou échauffement du sang, voyez de la page 262 à la page 271.

Si — il y a — influence épidémique, c'est-à-dire grande chaleur, humidité et altération miasmatique de l'air atmosphérique, et, par suite, d'innombrables malades atteints de toux, de vomissement et de diarrhée, voyez de la page 271 à la p. 275.

Si — il y a — perte de sang ou hémorrhagie, voyez de la page 273 à la p. 280.

Si — il y a — pertes ou flueurs blanches (*eau, pus, lait, etc.*), voyez de la page 280 à la p. 288.

Si — il y a — accumulation d'eau (*boule, réservoir, gonflement d'eau*), c'est-à-dire hydropisie, voyez de la page 288 à la page 292.

Si — il y a — douleur aiguë ou lancinante, trouble nerveux, crampe, colique, attaque de nerf, convulsion, paralysie, insensibilité, folie, etc., voyez de la page 292 à la p. 504.

Si — il y a — pâleur jaunâtre ou blancheur extrême (*chlorose*), saignement des gencives (*scorbut*), humeurs froides, abcès et suppuration (*écrouelles*), distorsion ou ramollissement des os et gonflement des jointures (*rachitisme*), toux incessante et maigreur extrême (*phthisie*), gros ventre (*carreau*), ulcère rongeant (*cancer*), douleur et gonflement des pieds et des mains (*goutte*), douleur brûlante, érosion, ulcération dans les parties secrètes (*vérole*), voyez de la page 504 à la page 518.

Si — il y a — des feux et des poux sur la tête, des vers dans les intestins, à la surface de la peau, etc., voyez de la page 518 à la page 526.

Si — il y a — des taches ou rougeurs, des vésicules ou boutons d'eau, des bulles ou ampoules, des pustules ou boutons de pus, des papules ou lamelles, des squames ou écailles, des tubercules ou tumeurs, voyez de la page 526 à la page 554.

Si—il y a—empoisonnement, voyez de la page 334 à la p. 538.

Si—il y a—battement de cœur ou palpitations, teinte bleuâtre ou jaunâtre de la peau, etc., voyez de la page 538 à la page 543.

Si —il y a —cor, verrue, dent cariée, abcès, engelure, brûlure, ongle noir, talure, ampoule, coupure, coup (*bleu*), ulcère, chancre, loupe, varice, clou, entorse. Déboîtement d'un os, cassure d'un membre, hernie ou effort, etc., voyez de la page 545 à la page 550.

MÉDICAMENS.

Tempérans.	page 153.	Diurétiques	page 368.
Emolliens.	page 167.	Calmans	page 568.
Vomitifs	page 360.	Excitans	page 569.
Purgatifs-doux	page 561.	Caustiques.	page 369.
— moyens.	page 362.	Vésicans	page 369.
— violents.	page 565.	Echauffans.	page 369.
Vomi-purgatifs.	page 563.	Sédatifs	page 370.
Contre-poisons	page 366.	Spécifiques	page 570.
Reserrans.	page 566.	Toniques	page 370.
Sudorifiques	page 368.	Vermifuges	page 571.

P. S. L'auteur a jugé prudent de passer sous silence une foule de drogues plus nuisibles qu'utiles, qui, entre des mains coupables, pourraient devenir les instrumens de crimes clandestins.

NOTES,

Citations, documens ou éclaircissemens.

————◇————

Multa renascentur quæ jam cecidére.
HORACE.

Dans les siècles futurs, maints écrits populaires,
Victimes de l'oubli, redeviendront vulgaires.
Dr BEAUQUIN.

La citation suivante, empruntée d'un ouvrage édité avant
1789, fera comprendre (*en plein dix - neuvième siècle !*) à
tout homme de bon sens que les innombrables fauteurs de
systèmes imaginaires, qui ne reposent que sur des hypothèses
absurdes, sur des préjugés surannés et sur la crédulité publique, ont en vue non un honneur mérité, ni une gloire solide ;
mais la fainéantise et l'exploitation des pauvres d'esprit au grand
détriment des honnêtes gens ; et que toutes leurs paroles,
comme aussi toutes leurs déraisonnables entreprises, ont pour
mobile, soit la jalousie, soit un intérêt personnel ; et jamais
pour objet l'instruction publique, ni pour but le progrès rationnel de l'humanité.
Quant au système médical qui me semble préférable, je dirai ouvertement que c'est celui-là même qui profite des travaux
et de l'expérience de tous les savants de tous les siècles, *l'éclectisme*, seul système reposant sur des objets, des faits, des
résultats variés, observables, positifs, irréfragables, puisés
dans la nature, et seuls utiles au genre humain.
Après une telle profession de foi, tout lecteur bienveillant
me permettra, je l'espère, un petit trait d'érudition ? Eh bien !
le genre de travail, que je me suis enfin décidé à éditer, n'est
point nouveau, et je sais, comme tout le monde, qu'il a charmé
les loisirs de bien des savants émérites. Sans me mettre en parallèle avec M. Raspail et M. Riond, je dirai que nombre
d'écrivains estimables se sont occupés ou s'occupent encore
d'universaliser la science médico-pharmaceutique. Il suffit de

citer M. Jules Massé, auteur de la santé universelle, ouvrage
récent et déjà si populaire, quoiqu'étant, à mon avis, romanti-
que, incomplet, compliqué et diffus ; et le vénérable Buchan,
(1) auteur de la Médecine domestique. Pour ne point amoncé-
ler sur ma tête un orage de haines implacables, je ne m'éten-
drai pas longuement sur les auteurs contemporains ; mais je
vais, pour rendre hommage à la mémoire de Buchan, me per-
mettre de citer, avec annotations, quelques lignes appropriées
à la circonstance. Ces lignes seront tirées de la préface de l'auteur anglais que je viens de dénommer, préface traduite en
français par Duplanil, docteur en médecine de la faculté de
Montpellier.

« Quoique la MÉDECINE DOMESTIQUE, *dit Buchan*, n'ait point
été composée dans l'intention de tenir lieu de Médecin, mais
seulement pour le suppléer, dans le cas où il est difficile d'obtenir le secours des gens de l'Art, cependant j'observe, avec
douleur, que l'esprit de jalousie et d'intérêt en a porté plusieurs à traiter cet Ouvrage d'une manière également basse et
indécente à tout homme qui cultive ou professe une science.
Mais, ces injures ne m'empêcheront point de persister dans mon
plan, parceque je suis bien convaincu de son utilité; et il n'est
aucune considération qui puisse me détourner de faire les efforts,
dont je suis capable, *pour donner à l'Art de guérir toute la publicité dont il a besoin, afin qu'il devienne véritablement utile au
genre humain.* »

(*Extrait d'un avertissement de Londres*, 10 novembre 1785.
Traduction de Duplanil.)

« Je n'eus pas plutôt fait part, *dit le même auteur*, de l'intention que j'avais de mettre au jour la MÉDECINE DOMESTIQUE,
que mes amis me représentèrent qu'en le publiant, je m'atti-

---

(1) M. D. du Collége royal des médecins d'Edimbourg (1789).

reçois le ressentiment de mes Confrères (1). Cependant, ne pouvant avoir une aussi mauvaise idée des Médecins , je résolus d'en faire l'expérience, et, il faut l'avouer, il m'arriva ce que mes amis avoient prédit. Cet Ouvrage fut condamné de ceux qui ont des vues bornées, tandis que ceux dont le savoir et les sentiments font honneur à la Médecine, le reçurent d'une manière qu'il fit éclater à la fois, et leur indulgence, et la fausseté de cette opinion trop generale, que *tout Médecin doit faire un secret de son Art.* »

(*Extrait de la préface de la* 10ᵉ *édition anglaise,* 1789.)

Et voici ce que dit le traducteur des œuvres de Buchan :

«Encouragé, *dit Duplanil*, par des vues aussi nobles, et animé du même zèle que M. BUCHAN, j'ose espérer que cette Traduction que je me suis attaché à rendre fidèle, n'éprouvera aucune de ces contradictions qui font presque repentir un honnête homme d'avoir travaillé pour le bien de ses semblables. Loin d'avoir été arrêté par un pareil obstacle, j'ai pris plaisir à me persuader que la barrière qui sembloit placée entre l'homme et l'Art qui doit le guérir, n'a plus de tenants intéressés à la défendre, contre ceux qui s'occupent véritablement du bien-être de leurs compatriotes ; et, d'après cette persuasion, je n'ai pas craint de concourir à détruire les préjugés, qui empêchoient la Médecine d'être abordable et populaire. »

(*Extrait de la préface d'introduction des œuvres de Buchan,* 1789.)

(1) *L'auteur de la* MÉDECINE GÉNÉRALISÉE *s'attend, de nos jours, au même ressentiment... Mais, qu'importe? S'il a composé un ouvrage utile, il espère que la reconnaissance et l'estime du plus grand nombre ne lui feront point défaut. L'estime et la reconnaissance des gens éclairés et honnêtes sont pour lui la plus digne récompense qu'il puisse ambitionner. Aussi l'espérance seule l'encourage à persévérer dans le plan qu'il s'est tracé et à braver de vaines menaces....* (Dʳ BEAUQUIN.)

Et moi-même, aprés mille réflexions philosophiques, je dis :

L'émulation admire les belles actions et s'éfforce de les imiter ; l'envie leur dénie les louanges qui leur sont dues. L'émulation est noble, généreuse, magnanime : elle ne songe qu'à égaler ou surpasser en talens et en vertus tous ses rivaux ; l'envie, apanage de la faiblesse, de l'ineptie, de la bassesse et de l'astuce, ne tend qu'à avilir un concurrent. (Dr B.) L'émulation, a dit un célèbre écrivain, est une vertu ; l'envie, un vice.....

« Les progrès, que la MÉDECINE a faits, depuis le renouvellement des Lettres, *ajoute Buchan*, ne peuvent pas être mis en parallèle avec ceux que l'on a faits dans les autres sciences. Il est facile d'en donner la raison. La *Médecine* n'a été étudiée que par un petit nombre de personnes, si l'on excepte ceux qui, l'envisageant comme une profession lucrative, en ont voulu faire leur État ; et quelques-uns de ces hommes, guidés, soit par un zèle trompeur pour l'honneur de la *Médecine*, soit par le désir d'en imposer, se sont efforcés de déguiser leur Art, et d'en faire un mystère. D'ailleurs, nos Auteurs ont, pour la plus grande partie, écrit en langue étrangère ; et ceux qui se sont écartés de cet usage, se sont encore fait un mérite d'écrire leurs *Ordonnances*....... en termes et en caractères inintelligibles au reste des hommes . . . .

La *Médecine*, autant que je sache, n'a été reconnue, dans aucun pays, pour être une partie nécessaire de l'éducation, quoiqu'on n'ait jamais apporté de raison suffisante pour autoriser cette négligence : car il n'est point de science qui ouvre un champ plus vaste de connaissances utiles, ou qui offre une matière plus ample à l'esprit avide de savoir. L'étude de l'*Anatomie*, de la *Botanique*, de la *Chymie* et de la *Matière médicale*, qui sont toutes des branches de l'*Histoire naturelle*, est si satisfaisante, elle est accompagnée de tant d'utilité, que quiconque ne s'en est pas occupé, doit passer pour un homme sans goût et sans connaissance. Si un jeune homme a des dispositions pour l'observation, dit un élégant et ingénieux écrivain, (1) il est certain que cette étude lui offrira des objets plus

----

(1) *Grégory*.

intéressants, et présentera un champ plus vaste à son génie laborieux, que l'Histoire des *araignées* et des *pétoncles!*

Ce n'est pas que nous voulions faire entendre que tous les hommes devroient se faire Médecins: cette prétention seroit aussi ridicule qu'impossible. Tout ce que nous voulons dire, c'est que les hommes de bon sens et instruits, devroient se mettre au fait des principes généraux de la *Médecine*, pour que chacun, dans sa position, pût en tirer, pour lui et pour ses semblables, les avantages qu'elle est capable de procurer, et qu'il pût en même temps apprendre à se garantir des effets destructeurs de l'ignorance, de la superstition, de la fourberie et du charlatanisme.

Dans l'état actuel de la *Médecine*, il est plus aisé de tromper un homme sur sa *santé* que sur un *schelling* (1) ; et il est aussi impossible de découvrir le fourbe, que de punir la fourberie. Cependant le peuple a toujours les yeux fermés, et il prend en assurance tout ce que lui débite un Charlatan, sans oser, en aucune manière, lui demander raison de sa conduite. Une croyance aveugle, toutes les fois qu'il s'agit d'un objet ridicule, n'est que trop souvent sacré en *Médecine*. Le corps des Médecins est sans doute digne de la confiance qu'on lui témoigne; mais, comme le mérite d'un corps ne peut jamais appartenir, en général, à tous les membres qui le composent, il ne sera jamais, ni de la tranquillité, ni de l'honneur de l'humanité, d'avoir quelque chose à reprocher dans la conduite de ceux à qui on confie un bien aussi précieux que la santé.

Le voile du mystère dont on a toujours voulu couvrir la *Médecine*, la rend suspecte. De ce qu'on en a fait une Science à part, et que depuis long-temps elle est comme indépendante des autres Sciences, des gens mal intentionnés veulent la faire passer pour une pure *charlatanerie*, incapable de soutenir le grand jour. Cependant la *Médecine* n'a besoin que d'être plus connue, pour mériter une estime universelle. Ses préceptes sont tels, *qu'il n'y a pas d'hommes instruits qui ne puissent*

____

(1) *Monnaie d'Angleterre.* (Schilling ancien: 1 fr. 24 c.; Schilling (1818): 1 fr. 16 c.)

les observer, et elle ne défend que ce qui est incompatible avec le vrai bonheur.

Le mystère que l'on fait de la *Médecine*, fait tort à la perfection dont elle est susceptible. Il expose ceux qui l'exercent à être tournés en ridicule, et nuit au véritable intérêt de la société. Un Art fondé sur l'observation, ne peut jamais faire de grands progrès, tant qu'il est renfermé dans le cercle étroit de ceux qui le pratiquent. Les observations réunies de tout ce qu'il y a d'hommes d'esprit et de génie, feroient, en peu d'années, une collection avantageuse à la *Médecine*. Tout homme peut, aussi bien qu'un médecin dire quand un remède lui réussit: qu'il connoisse seulement le nom et la dose de ce remède, et qu'il sache le nom de la maladie pour laquelle on le prescrit, il est à peu de chose près, en état d'en perpétuer les bons effets. Or qu'un homme quelconque ajoute seulement un fait à la somme des observations de *Médecine*, et il aura rendu un service plus essentiel à l'Art, que celui qui écrit des volumes pour appuyer les hypothèses qu'il veut favoriser. . . . .

On dira, je le sais, que la *Médecine* une fois répandue parmi le peuple, le portera à pratiquer lui-même cette Science, et à se confier à ses propres lumières, au lieu d'appeler un médecin. Cependant la vérité est qu'il doit en résulter tout le contraire. Les personnes qui sont les plus instruites dans cet Art, sont les plus disposées à demander et à suivre les avis de leurs Confrères, quand ils en ont besoin. L'ignorant a plus de penchant à se traiter lui-même, c'est lui qui a le moins de confiance dans les médecins. On en voit tous les jours des exemples chez les paysans qui, tandis qu'ils refusent absolument de prendre un remède qui leur est présenté par un Médecin, saisissent avec avidité tout ce qui leur est offert par le premier venu. Puisque les hommes veulent agir, même lorsqu'ils ne sont pas instruits, il est certainement plus raisonnable de leur fournir les lumières dont ils sont susceptibles, que de les laisser entièrement dans l'obscurité.

On dira encore, que la publicité de la *Médecine* diminuera la confiance que l'on a en elle. Cela pourrait être vrai, relativement à quelques individus (1) ; mais pour d'autres, cette as-

______

(1.) *Jaloux, imbécilles ou jongleurs?*

sertion pourroit avoir un effet tout opposé. Je connois plusieurs
personnes qui ont en horreur tous les remèdes que leur prescrivent les Médecins, parcequ'elles en redoutent les effets.
Cependant ces mêmes personnes prendront facilement un remède qu'elles connoissent, et avec les effets duquel elles sont en
quelque sorte familiarisées. Il est donc évident que cette crainte
n'est pas inspirée par le *remède*. Il n'y a qu'une *conduite ouver-
te, franche et sans déguisement*, qui puisse jamais inspirer aux
hommes une confiance entière dans les Médecins. Tant que la
plus petite apparence de mystère se manifestera dans leur conduite, on verra les hommes être agités par le doute, les in-
quiétudes et les soupçons . . . .

. . . .
La moindre apparence de mystère, dans la conduite du Médecin, ne rend pas seulement son Art suspect, elle le mène au
charlatanisme, qui est le fléau de la *Médecine*. Il n'y a pas
d'hommes plus opposés entr'eux, qu'un Médecin honnête et un
charlatan; et cependant il n'y en a pas qui, en général, aient
été plus confondus. C'est que la ligne de démarcation n'est pas
assez saillante; au moins ne l'est-elle pas assez pour les yeux
du vulgaire. Il n'y a en effet qu'un très petit nombre de personnes, qui soient en état de faire une distinction convenable entre
la conduite du Charlatan, qui administre un remède secret, et
celle d'un Médecin qui fait une *ordonnance* qu'elles ne com-
prennent pas. C'est ainsi que la conduite d'un véritable Médecin, qui n'a pas besoin de se déguiser, se rapproche de celle
d'un fripon, dont la fortune dépend du secret. Il n'est point de
loi capable d'anéantir le charlatanisme, tant que le peuple croira
qu'un Charlatan est dans la classe des hommes honnêtes, et
qu'il n'y a pas de différence entre lui et un Médecin. Il ne faut
cependant que la moindre connaissance en *Médecine*, pour se
mettre en état de découvrir le fripon. Mais cette connaissance
est nécessaire pour le reconnoître sûrement. Telles sont l'ignorance et la crédulité de la multitude, relativement à la *Médecine*, qu'elles la rendent la proie du premier qui a l'effronterie
de l'attaquer sans miséricorde. Le seul moyen de remédier à ce
mal, est de rendre le peuple plus instruit. Or le chemin le plus
court pour dépouiller un Art ou une Science de charlatanisme,

est d'en répandre les préceptes dans le Public. . . . . .

. . . .

Anéantir les préjugés dangereux et nuisibles; garantir les hommes, sans connaissnces et faciles, des fraudes, des fourberies de Charlatans et d'imposteurs; leur faire connoître ce qu'ils peuvent par eux-mêmes, pour prévenir les Maladies et s'en guérir, tous ces objets sont certainement dignes de l'attention d'un Médecin. Telles sont aussi les vues principales, qui ont porté à composer la MÉDECINE DOMESTIQUE—(et la *Médecine généralisée* aussi!! Dr B.). . . . .

. . . .

Les malheurs dont l'Auteur a été témoin, lui ont fait désirer que les malades, ou ceux qui les approchent, eussent quelques règles certaines, d'après lesquelles ils pussent se conduire. Il laisse au Public à juger si les efforts qu'il a faits, pour suppléer à la capacité qui lui manque, ont réussi. Mais si l'on trouve qu'il a contribué, fût-ce en la moindre chose, à alléger les malheurs auxquels sont exposés la plupart des hommes, dans les *Maladies*, il sera trop récompensé de son travail. »

Dupanil et Buchan, avec humanité,
Vous seuls, dès soixante ans, dites la vérité !!

Dr BEAUQUIN.

Il est de ces vérités qu'on ne saurait trop répéter, parcequ'il faut qu'elles deviennent triviales pour servir plus efficacement à l'instruction du peuple.

BARTHÉLEMY.

Chaque fois que surgit une vérité neuve,
L'homme la fait passer par une rude épreuve :
L'orgueil, le préjugé, fléaux de tous les temps,
Se raidissent contre elle en efforts persistants,
Jusqu'à ce que, lassés de l'avoir combattue,
Ils tombent l'un et l'autre aux pieds de sa statue;
Encor voit-on parfois vers ce bloc affermi
Se redresser leur tête écrasée à demi.

Quand un homme viendrait sur les places publiques,
Non pas avec des mots, des charmes, des reliques,
Mais avec des secrets inconnus jusqu'alors,
Et que d'entre la tombe il tirerait les morts;
Quand il reproduirait cent fois ce phénomène,
Tel est l'aveuglement de la nature humaine,
Que, même en les voyant parler et se mouvoir,
On tiendrait pour suspect ce merveilleux pouvoir;
Tant le monde se plait au joug de la routine,
Tant dans son vieux sillon l'habitude s'obstine,
Tant une vérité, pour beau que soit son prix,
Subjugue lentement les rebelles esprits!
Et la vérité même, avant d'être obtenue,
Veut que par des sueurs le sage s'exténue.
Pour atteindre le but que nous voulons toucher,
Entre combien d'erreurs ne faut-il pas marcher!
Dans un antre étouffant le destin la comprime;
Il faut oser descendre au fond de cet abîme,
La trouver dans la nuit, la saisir à tâtons:
Voilà comme au grand jour nous la manifestons.

. . . .

Sachons en convenir : de toutes les sciences
Qui marchent au progrès par des expériences,
Nulle n'a voyagé par des circuits menteurs,
Nulle n'a varié ses lois et ses docteurs,
Nulle n'a transformé sa douteuse officine,
Nulle enfin n'a changé plus que la médecine.
Si, des siècles passés remontant les chaînons,
Et de cet art mystique évoqant les grands noms,
Vous prenez son histoire à l'époque première
Où le vieil Hippocrate apporta la lumière. . .

. . . .

Vous verrez tour à tour passer, comme une mode,
Dogme, hectisme, empyrisme, éclectisme, méthode,
Tour à tour, comme absurde et de mauvais aloi,
S'exiler ce qui fut un article de foi.

. . . .

Dans les temps reculés, et surtout dans les nôtres,

Combien de fois la foule exalta des apôtres
Qui, du haut de leur chaire, embrasés de ferveur,
Proclamaient un secret infaillible et sauveur!

. . . .

Et devant ces tableaux le préjugé s'obstine
A cheminer encor dans la vieille routine!!

Extrait du Poëme de la Syphilis,
PAR BARTHÉLEMY.

ERRATA.

Page	4,	ligne	5e,	*au lieu de*	police	*lisez* sûreté.
—	6,	—	15e,	—	l'Anglais	— l'Orang.
—	7,	—	31e,	—	cime	— cime.
—	51,	—	6e,	—	esouflemens	— essoufflemens.
—	41,	—	18e,	—	mystérieux	— merveilleux.
—	42,	—	16e,	—	symptômes	— anormaux.
—	157,	—	15e,	—	froid	— chaud.
—	159,	—	9e,	—	les précédents	— les limonades précédentes.
—	219,	—	19e,	—	certaine p. pharma. etc.	— certaines p. pharmaceutiques
—	230,	—	5e,	—	grêle	— grêle.
—	242,	—	1e;	—	proné	— prôné.
—	244,	—	8e,	—	services	— services.
—	250,	—	11e,	—	dégoutantes	— dégoûtantes.
—	254,	—	23e,	—	lantane	— lantane.
—	255,	—	19e,	—	de la graisse	— des graisses.
—	257,	—	24e,	—	nous ont	— m'ont
—	258,	—	5e,	—	sâle	— sale.
—	315,	—	21e,	—	Étymologies grecques	— latines.
—	etc.	—	etc.	—	etc.	etc.

PONTARLIER. — IMPRIMERIE DE SOPHIE FAIVRE.

OUVRAGES DU MÊME AUTEUR.

Citations détaillées, avec pièces authentiques à l'appui, des principales guérisons et cures médico-chirurgicales ôbtenues, pendant les années 1851 — 52 — 53 — 54, d'après les principes théoriques et pratiques des sciences modernes, par le Docteur Beauquin.

Flore pontissalienne, ou histoire détaillée des principales plantes de l'arrondissement de Pontarlier.

1er volume. Types des familles.
2e id.   Types des principaux genres, etc.
5e id.   Types des principales espèces, etc.
    } avec dessins.

Nota. Chaque type, dessiné et peint d'après nature par l'auteur lui-même, sera fidèlement reproduit par la Lithographie.

De l'instinct et de l'intelligence chez l'homme et chez les animaux (*études comparées, idées nouvelles*).

*N. B. Ces ouvrages paraîtront successivement après l'épuisement des **500** volumes de la Médecine généralisée.*